_____ 님께

_____

_____

_____

_____

_____

_____

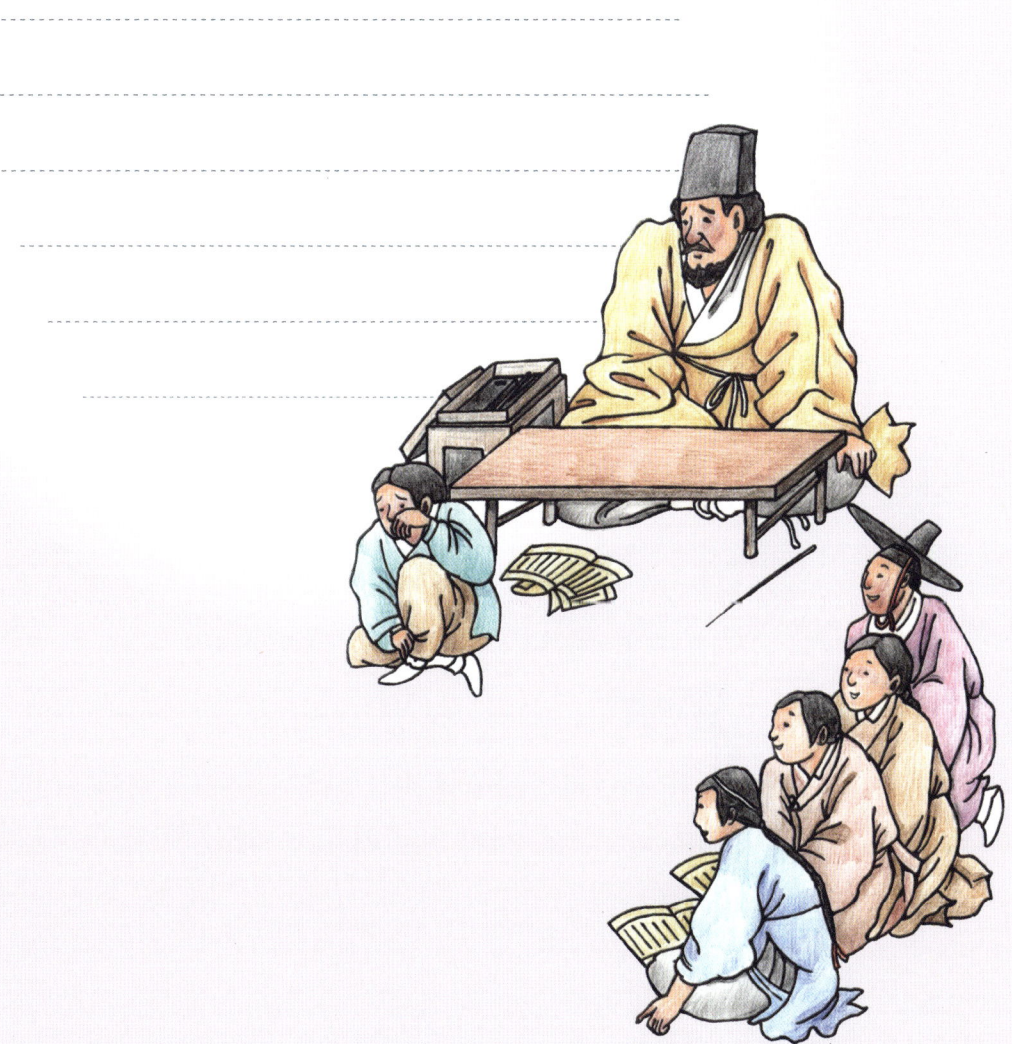

A book review

# 서평

## 민화는 '한국색(韓國色)'의 정수다

최근 우진하우스가 펴낸 '시니어를 위한 뇌건강 민화 컬러링북' 4권이 눈길을 끌고 있다. 본격적인 민화 작품집이 출판된 것이다. 신선한 충격이 아닐 수 없다. 아마 조자용이 살아 있었다면 대대적인 전시회를 열고 크게 판을 벌였을 것이다.

제2권은 옛사람들의 삶을 엿보는 민속화 컬러링북인 '미소를 부르는 컬러링북'이다. '씨름', '서당', '월하정인', '미인도' 등의 민화가 수록돼 있다. 달 아래의 연인이란 뜻의 '월하정인(月下情人)'은 조선시대 풍속화가 신윤복의 작품이 가장 대표적이다. 눈썹달이 내리 비치고 있는 야밤중에 등을 든 선비, 그리고 쓰개치마를 둘러쓴 여인의 아름다운 모습을 담은 그림을 보고 있으면 저절로 미소를 짓게 된다. '미인도(美人圖)' 역시 신윤복의 작품이 유명하다. 단아한 모습과 맑고 고운 눈, 붉고 매혹적인 입술, 약간 비껴선 아름다운 자태 등에서 당시의 살아 있는 미인을 직접 대하는 듯하다. 지의홍의 작품도 이에 못지않다. 특히 색채가 살아 있다.

유치원 미술교재 개발에 선구적 역할을 담당해왔던 우진하우스는 그동안 출판계에서 지나치게 저평가되었다고 본다. 미술평론에 문외한으로 법학전문대학원에서 형사법을 가르치고 있는 필자는 솔직히 지의홍 작가의 작품이 좋다. 그냥 좋다. 보고 있는 그 자체만으로도 흥이 난다. 좋은 일이 생길 것만 같다. 지희홍의 '시니어를 위한 뇌건강 민화 컬러링북' 4권은 평범한 독자들에게 무병장수와 만복을 가져다 줄 것으로 확신한다.

정 한 중 (한국외국어대학교 법학전문대학원 교수, 변호사)

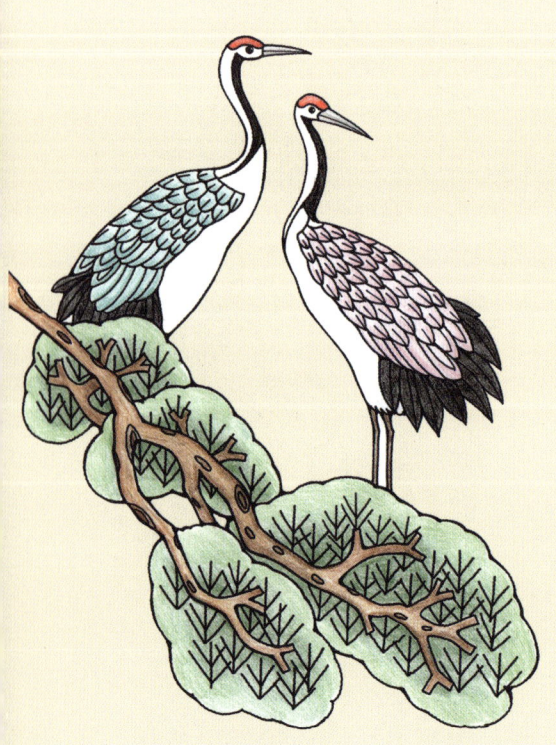

Impomation

## 권별소개

조선, 불과 100여 년 전 이 땅에 살았던 사람들의
소망과 염원을 민화 등의 색칠을 통해 살짝 들여다봅니다.

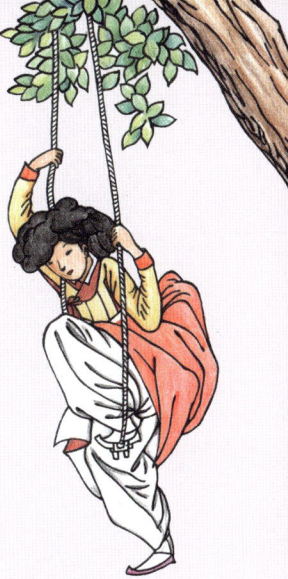

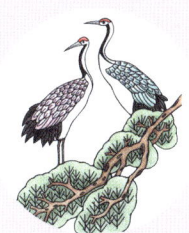

### 1권 : 복을 부르는 민화 컬러링북

고려 시대부터 조선 후기의 시대적 가치관으로 삶의 저변에 자리한 도교 및 신선 사상에서 비롯된 무병장수, 입신양명, 부귀영화, 등을 상징하는 십장생 등의 이미지를 통해 간절하게 소망한 민화 컬러링북입니다.

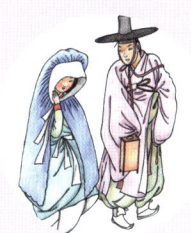

### 2권 : 미소를 부르는 민속화 컬러링북

조선 시대 후기 천재 화가인 단원 김홍도와 혜원 신윤복의 민속화를 색칠해보며 그 시대 사람들의 은유 자적한 풍류와 서민들의 삶에 대한 애환과 남녀 간의 로맨스를 들여다보고 당대의 삶을 간접적으로 이해하는 컬러링북입니다.

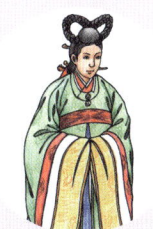

### 3권 : 회상을 부르는 전통의상 컬러링북

조선 시대의 궁중의상과 관복 등을 중심으로 전통의상을 색칠해보며 사극 드라마나 사극영화 등을 통해 익숙한 전통의상의 용도와 구분을 이해하여 시청을 돕고 의상의 변천과 우리 문화에 대한 이해의 폭을 넓히는 컬러링북입니다.

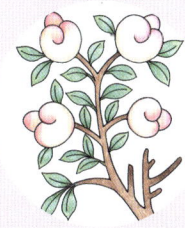

### 4권 : 장수를 부르는 백수백복도 컬러링북

예로부터 현재까지 모든 인간이 간절히 소망하는 공통적인 것이 있다면 그것은 무병장수일 것입니다. 백수를 상징하는 글자와 이미지를 통하여 백 세까지의 장수와 백 가지 복을 염원하는 백수백복도를 색칠을 하며 장수와 무한한 복을 기원하는 조선 시대 사람들의 마음을 엿볼까요?

4권의 컬러링북은 전통문화백과사전, 국립민속박물관, 나무위키, 다음블로그:사색의 향기(송광호칼럼)의 자료를 참고 활용하였습니다.
귀중한 자료에 감사드립니다.

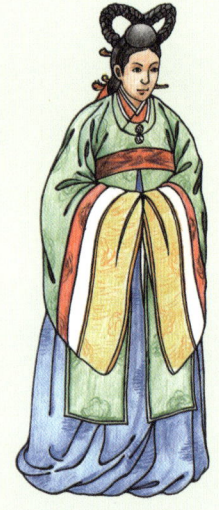

prologue

## 이 책을 펴내며

> 간절한 인간의 염원을 화려함으로
> 때로는 소박함으로 풀어낸 민화 이야기입니다

우리 민화의 역사는 고려 시대부터 시작되어 조선 시대에 이르는 전통문화의 한 장르로 이어져 내려오고 있습니다.

당시에는 도교 사상 및 신선계 사상에서 비롯된 다양한 이미지로 표현된 상징물을 담아 기구하였습니다.

왕세자의 국혼, 대왕대비나 왕비의 회갑연 등 궁중의 주요 행사와 장식용으로 사용된 전문 화원이 그린 십장생도를 비롯하여 서민들의 다산, 무병장수, 입신양명, 재물에 대한 염원을 다양한 민화로 표현하였습니다.

이러한 인간의 소박한 삶과 간절함이 그대로 투영된 민화는 오늘날에 이르러서는 해, 달, 구름, 물, 돌, 소나무, 대나무, 영지, 거북, 학, 사슴 등 장수를 상징하는 사물을 주제로 한 대표적인 민화인 십장생도를 비롯한 다양한 내용을 담고 있는 민화는 전통예술의 계승과 민화의 재해석 및 우리 문화 즐기기를 위해 민화 동아리 및 민화 애호가들에 의해 민화 전문 잡지의 발간 등으로 활성화되고 있습니다.

진정한 K 문화로 거듭나는 우리 민화에 대한 이해의 첫걸음으로 민화 컬러링북을 기획하였습니다. 기존 민화의 구도 및 주제를 색칠하기 편리하게 정리하였으며 현대적인 감각으로 구성하였습니다.

우진하우스 편집부

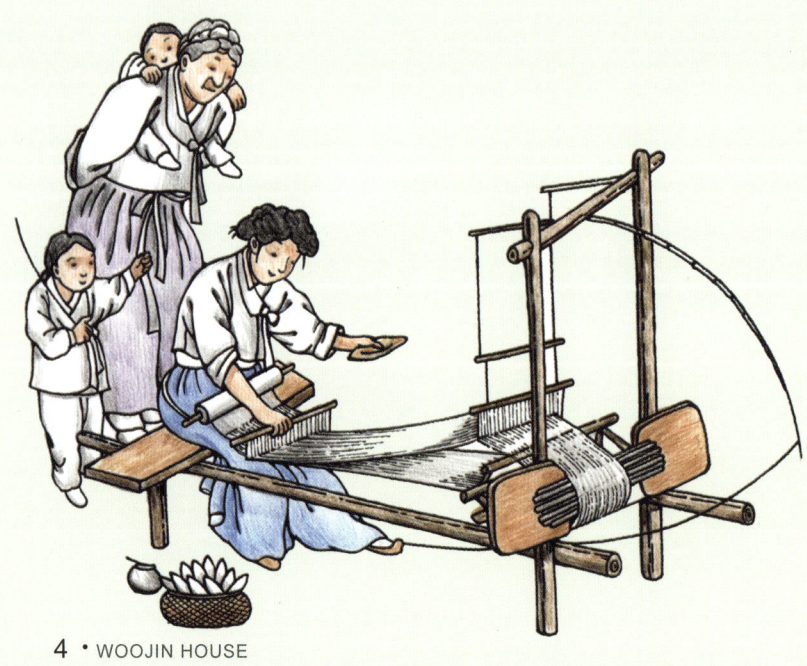

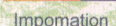
Impomation

## 컬러링 하기

"
조선 시대 삶의 엿보기를
부드러운 색연필을 이용해 시작해봅니다

색연필은 색연필 이외에 또 다른 준비물이 필요 없고 누구나 어디서나 간편하게 사용할 수 있는
최상의 컬러링 도구입니다.
색연필의 특성에 따른 컬러링 방법 몇 가지를 안내하여드리니 참고하세요.

❶ 진한색부터 색칠합니다.
색연필로 두 가지 이상의 색을 덧칠할 경우 먼저 칠 한색이 화지의 표면을 덮게 되어 그 위에 색칠하면 발색이 현저히
떨어지게 됩니다. 따라서 혼색 시에는 진한 색(어두운색)을 먼저 칠한 후 엷은 색(밝은 색)의 차례로 색칠하시면 발색
이 자연스럽습니다.

❷ 힘 조절에 따라 농도가 달라집니다.
색연필은 손의 힘 조절에 따라서 색의 농담이 사뭇 달라집니다. 이러한 특징을 활용해 적절한 힘의 조절을 통해 더욱
입체감 있는 표현을 즐길 수가 있습니다.

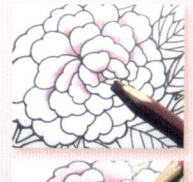
꽃잎의 어두운 부분(그림자 부분)을 같은 계열의 색 가운데 진한 색으로 먼저 색칠하여보세요.

꽃잎의 어두운 부분(그림자 부분)을 색칠한 후 나머지 밝은 부분은 같은 계열의 밝은 색으로 색칠하여 마무리합니다.

연잎의 가운데(어두운 부분)을 같은 녹색 계열 중 진한 색을 찾아 먼저 색칠하여봅니다.

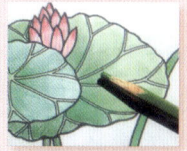
어두운 부분의 색칠이 끝나면 녹색(연두색) 계열의 색 가운데 어울리는 녹색(연두색) 계열의 밝은 색으로 색칠하여 마무리합니다.

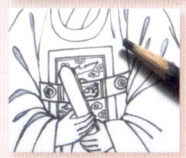
옷 주름(접힌 부분) 부분은 같은 계열의 색 중 어울리는 진한 색으로 색칠하여 줍니다.

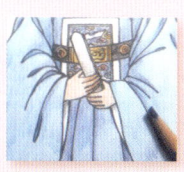
접힌 부분이나 그늘진 부분을 색칠한 후 나머지 부분은 옷을 지배하는 밝은 색으로 적당한 손의 힘 조절을 통해 마감합니다.

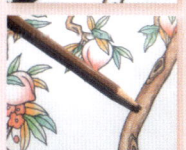
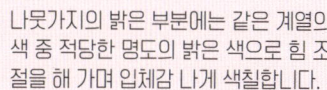
나뭇가지의 가장자리 부분과 나뭇잎 등이 겹치는 부분에는 나뭇가지에 어울리는 색 가운데 진한 색으로 먼저 색칠합니다.

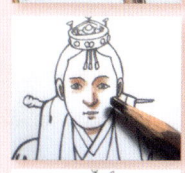
나뭇가지의 밝은 부분에는 같은 계열의 색 중 적당한 명도의 밝은 색으로 힘 조절을 해 가며 입체감 나게 색칠합니다.

사람의 얼굴 가운데 눈두덩, 코밑, 귀, 목 등 어두운 부분에는 적당한 명도의 그림자 색으로 진하게 색칠합니다.

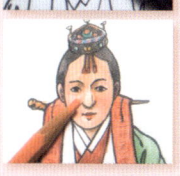
얼굴의 나머지 부분에는 살 색(살구색)으로 전체적으로 색칠을 해나가며 손의 힘 조절을 통해 입체감이 나도록 색칠하여 보세요.

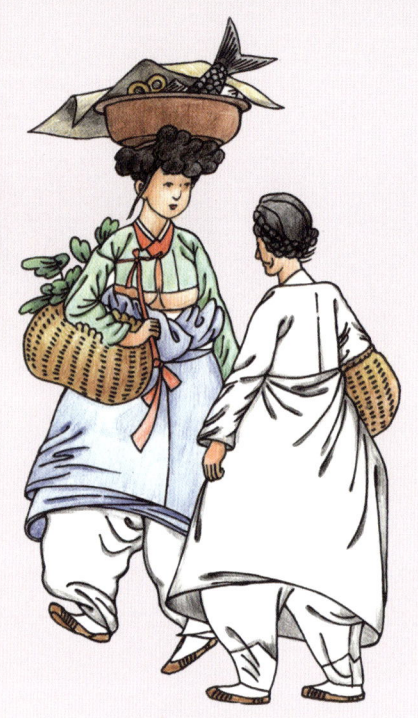

옛사람들의 삶을 엿보는
**민속화컬러링북**

# 미소를 부르는 컬러링북

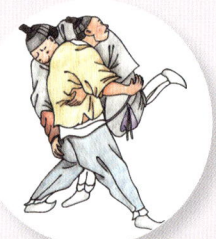
씨름 10

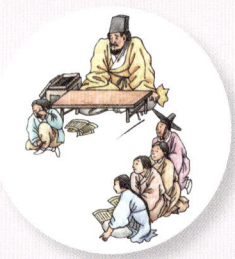
서당 12

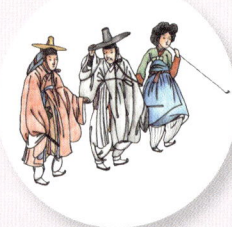
야금모행 14

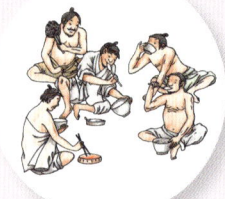
점심식사 16

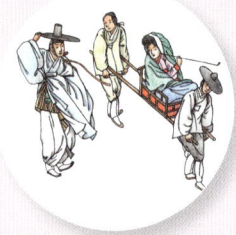
휴기답풍 18

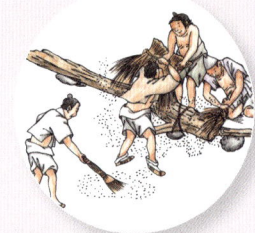
타작 20

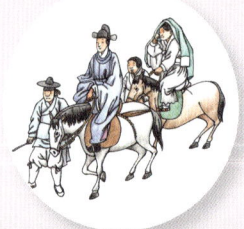
신행도 22

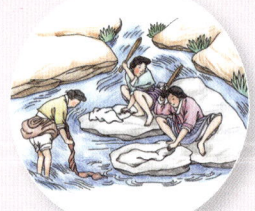
빨래터 24

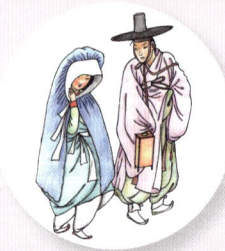
월하정인 26

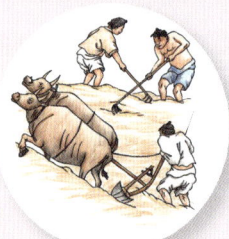
논갈이 28

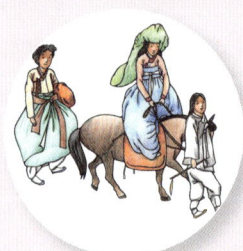
말을 탄 여인 30

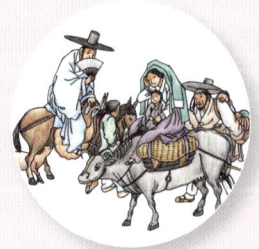
노상파안 32

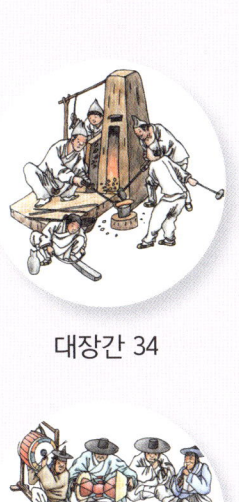
대장간 34

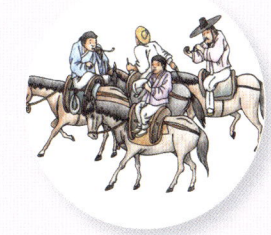
장터길 36

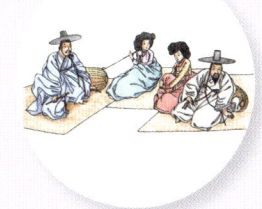
상춘야흥 38

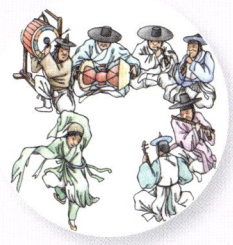
무동 40

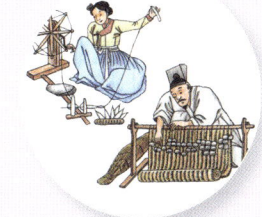
자리짜기 42

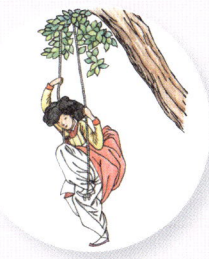
단오풍정 44

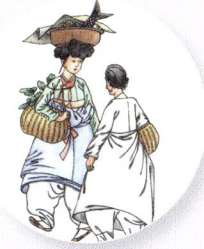
저잣길 46

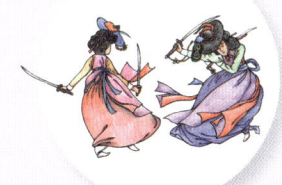
쌍검대무 48

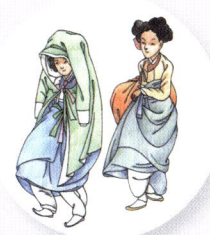
이승영기 50

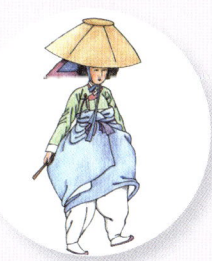
전모를 쓴 여인 52

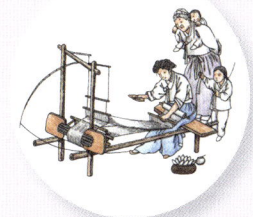
베짜기(길쌈) 54

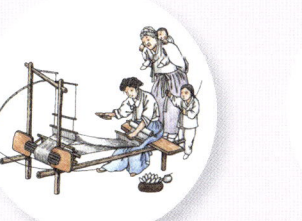
미인도 56

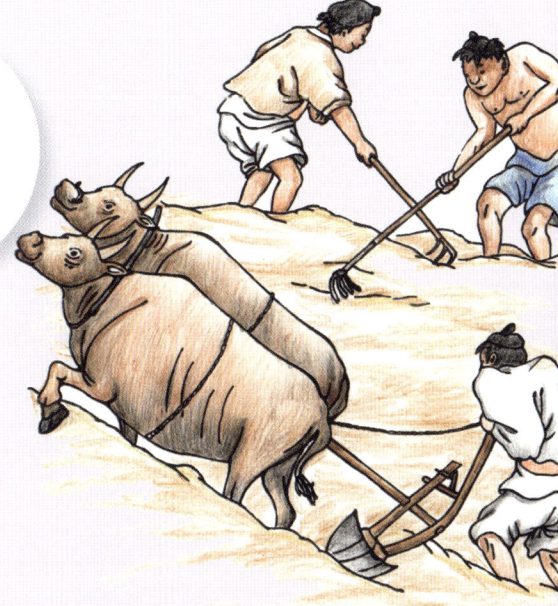

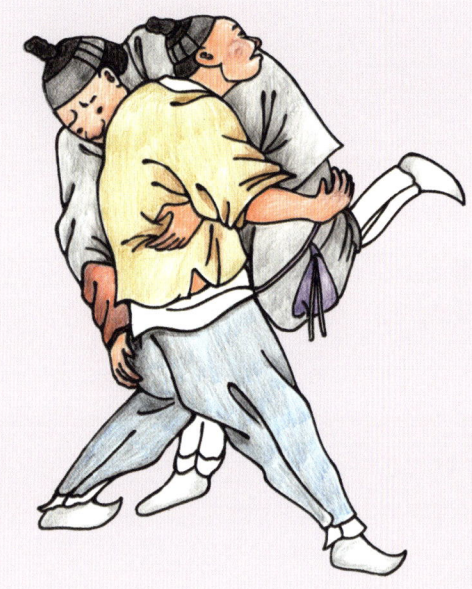

옛사람들의
삶을 엿보는
민속화 컬러링북

# 미소를 부르는 컬러링북

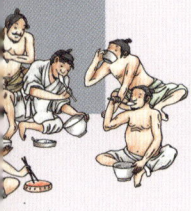

## 씨름

김홍도의 대표적인 풍속화의 하나입니다. 원화에는 구경꾼들이 둥그렇게 모인 중앙에서 씨름하는 두 사람을 그린 그림으로 씨름꾼과 구경꾼 이외에 먹을 것(아마도 떡이나 엿)을 파는 아이와 씨름꾼의 표정 등이 적나라한 당시 씨름판의 모습을 생생하게 보여주고 있는 풍속화입니다.

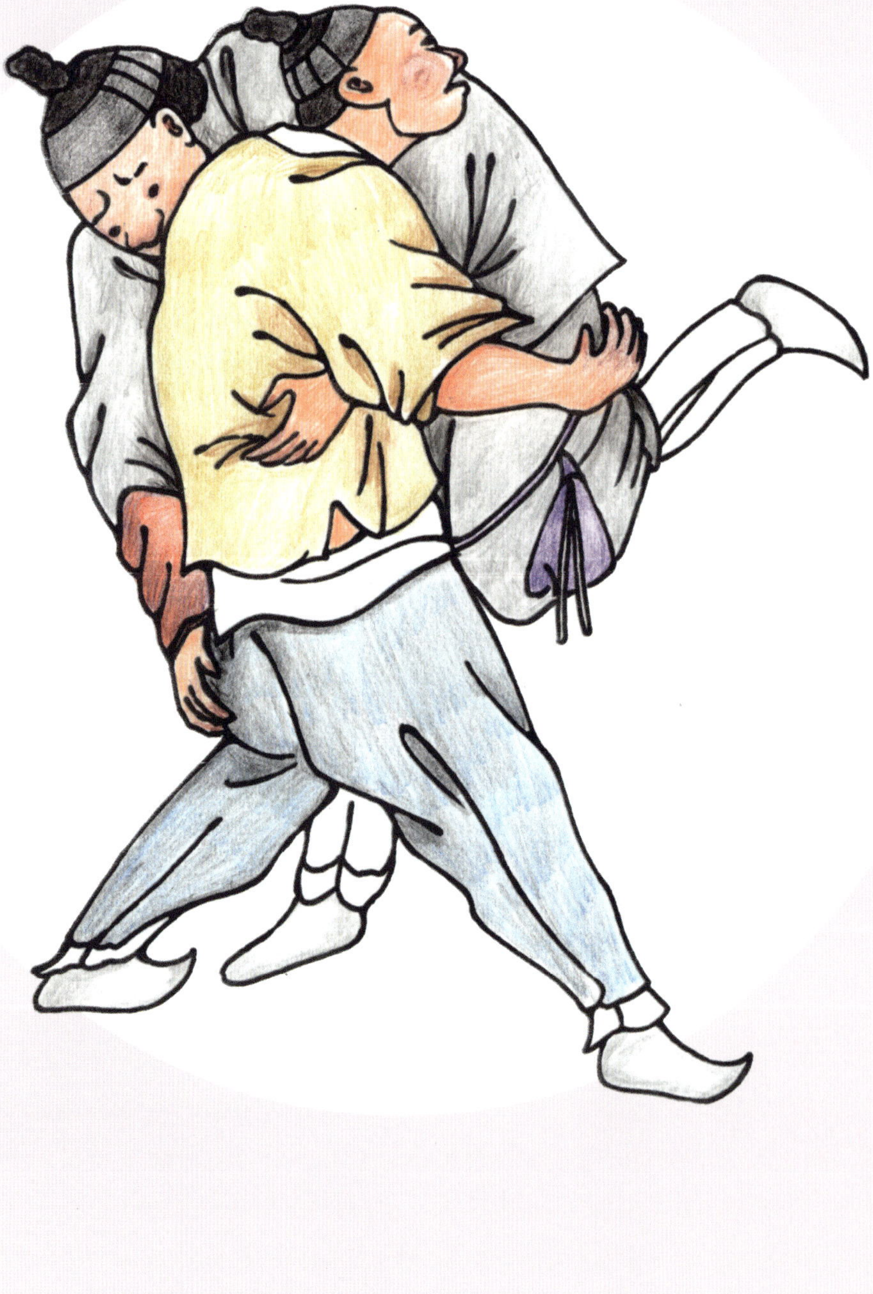

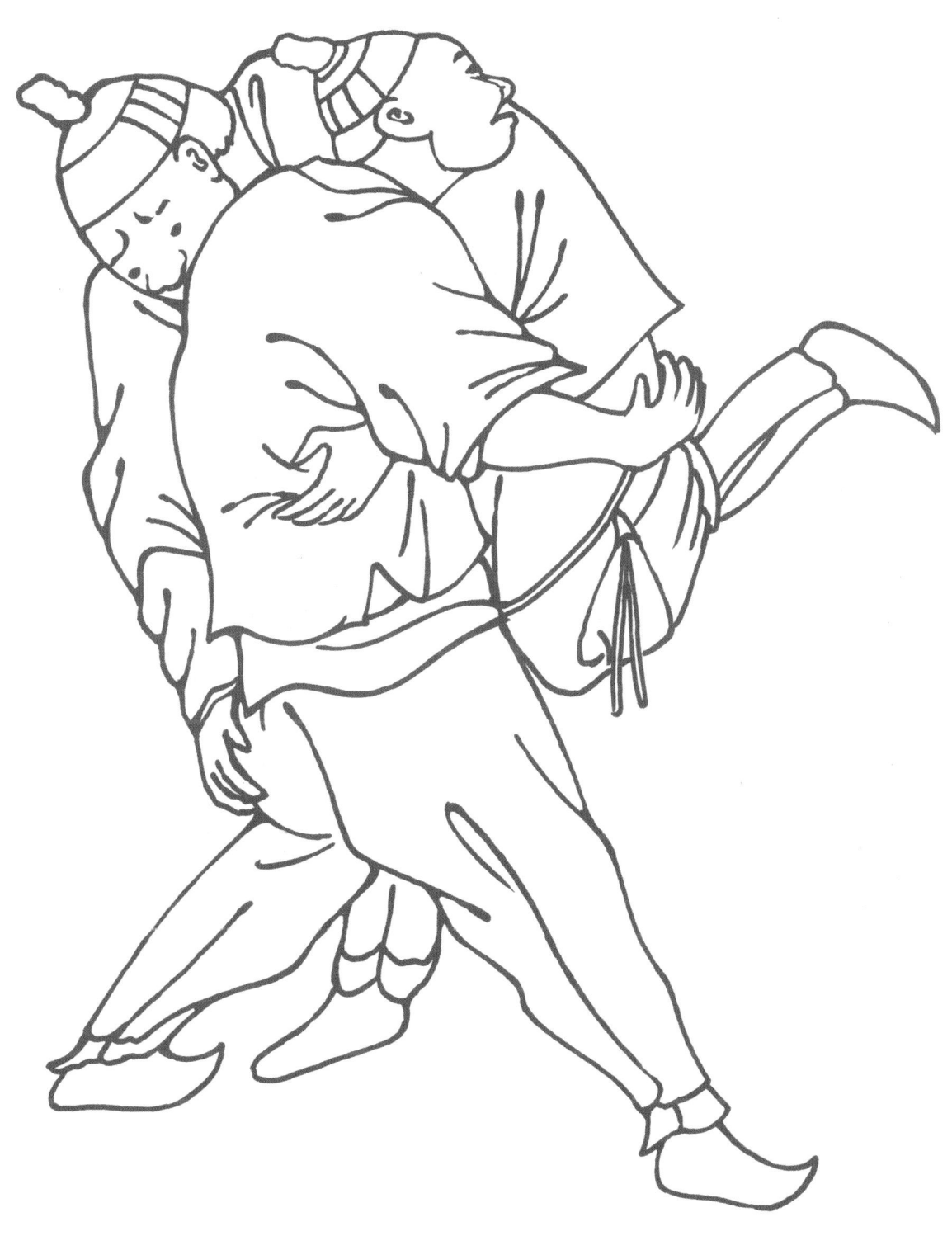

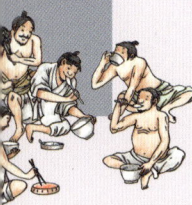

민속화를 주제로한 미소를 부르는 컬러링북

# 서당(書堂)

훈장의 꾸중으로 눈물을 훔치는 악동과 그것을 고소해하는 학동들의 모습을 그린 김홍도의 풍속화입니다. 엄격한 훈장의 모습과 옷차림새로 보아 각기 다른 나이와 신분임이 짐작되는 학동들의 여러 표정을 재미있게 표현하여 당시 서당 풍경을 생동감 있게 전하고 있습니다.

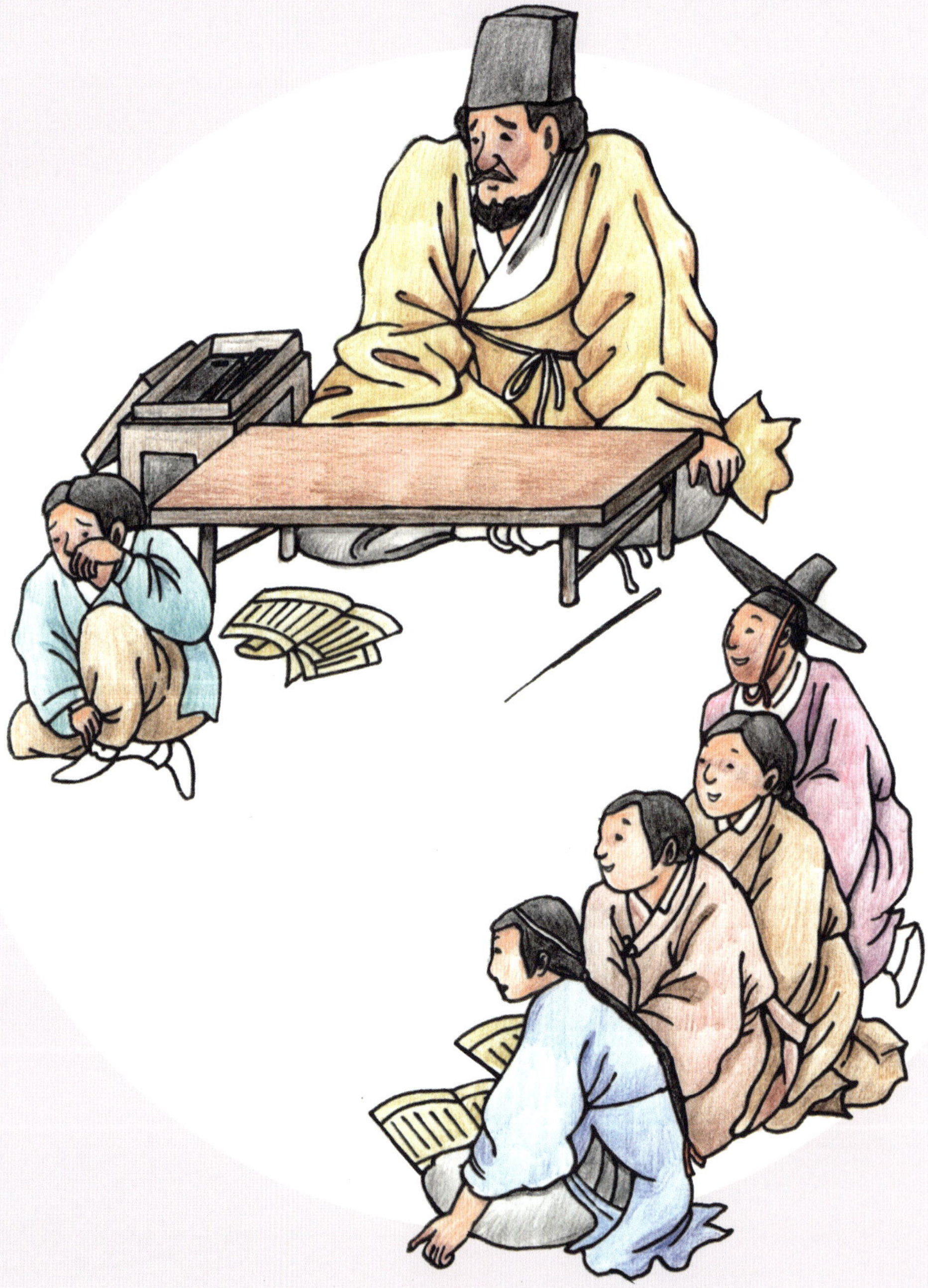

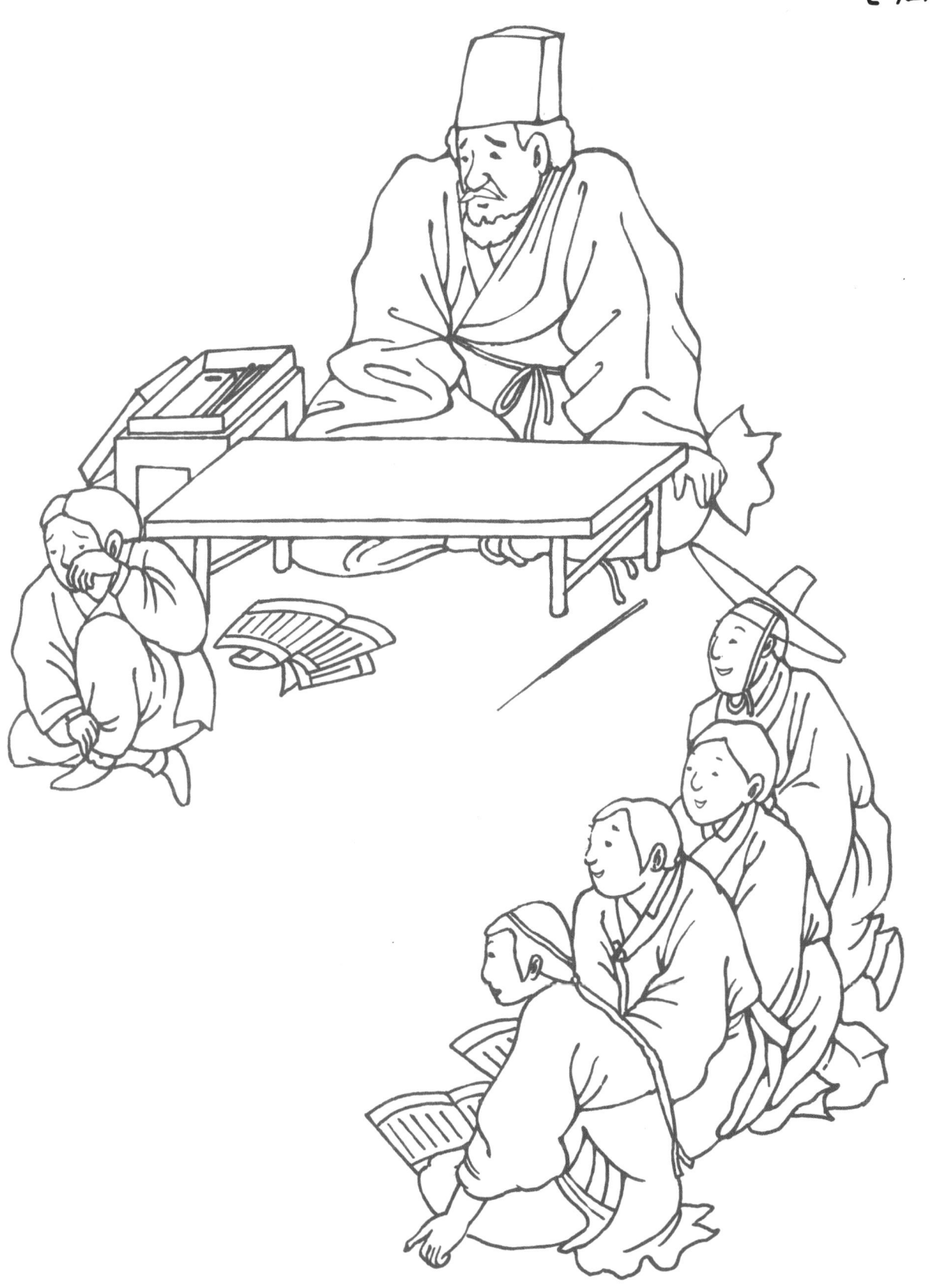

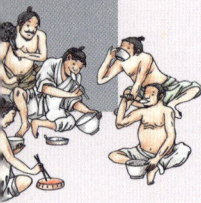

## 야금모행(夜禁冒行)

문자 그대로 심야의 비밀 나들이라는 은밀한 내용을 담은 신윤복의 풍속화입니다. 옷을 여러 겹 입은 것을 보아 추운 겨울임을 알 수 있으며 원화에선 밤이 배경임을 표현하고 있습니다. 붉은 옷의 별감이 기생과 동침을 원하는 선비를 알선하는 내용으로 시대와 상관없이 여유 있는 남정네들의 바람기를 표현하고 있습니다.

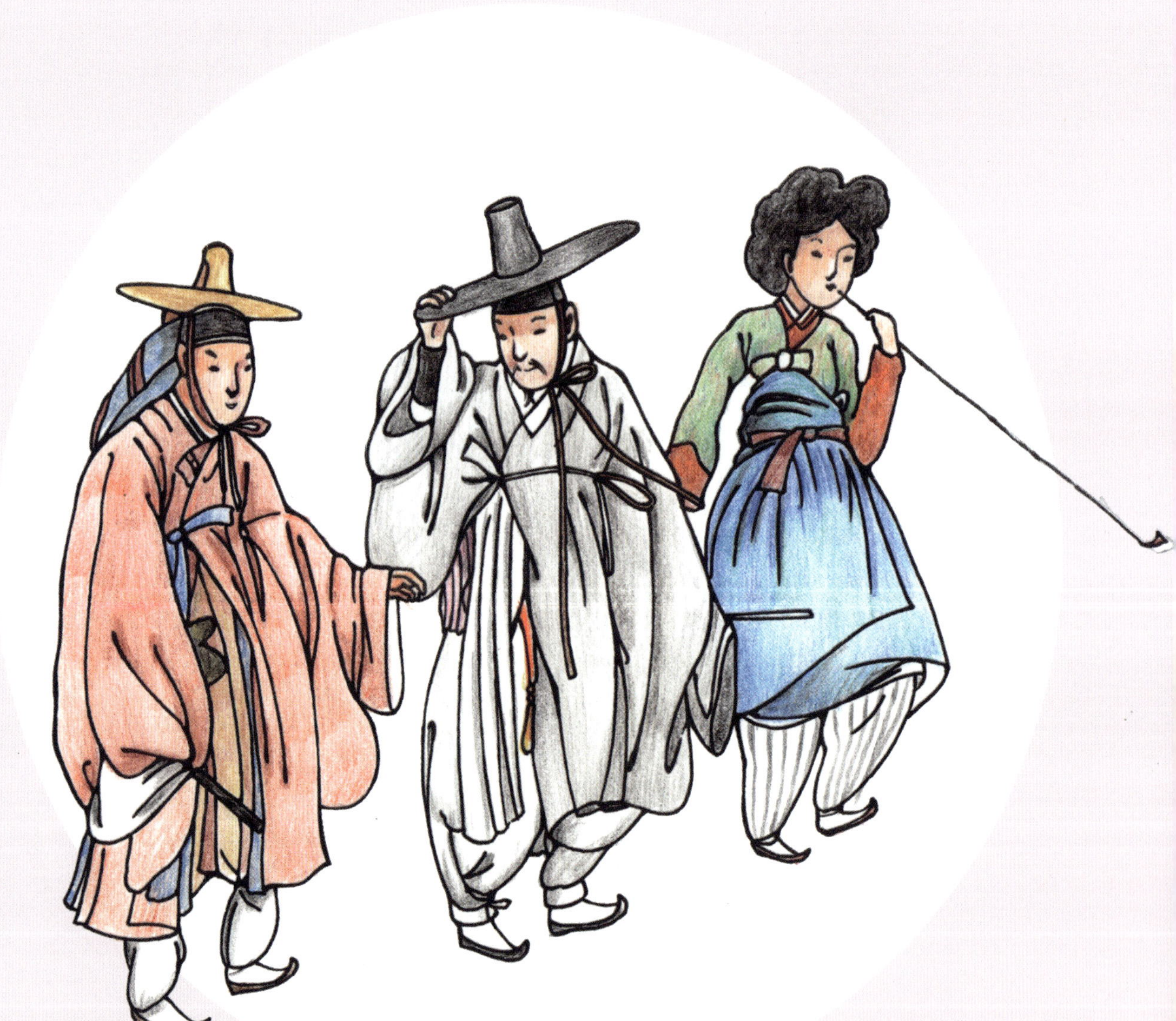

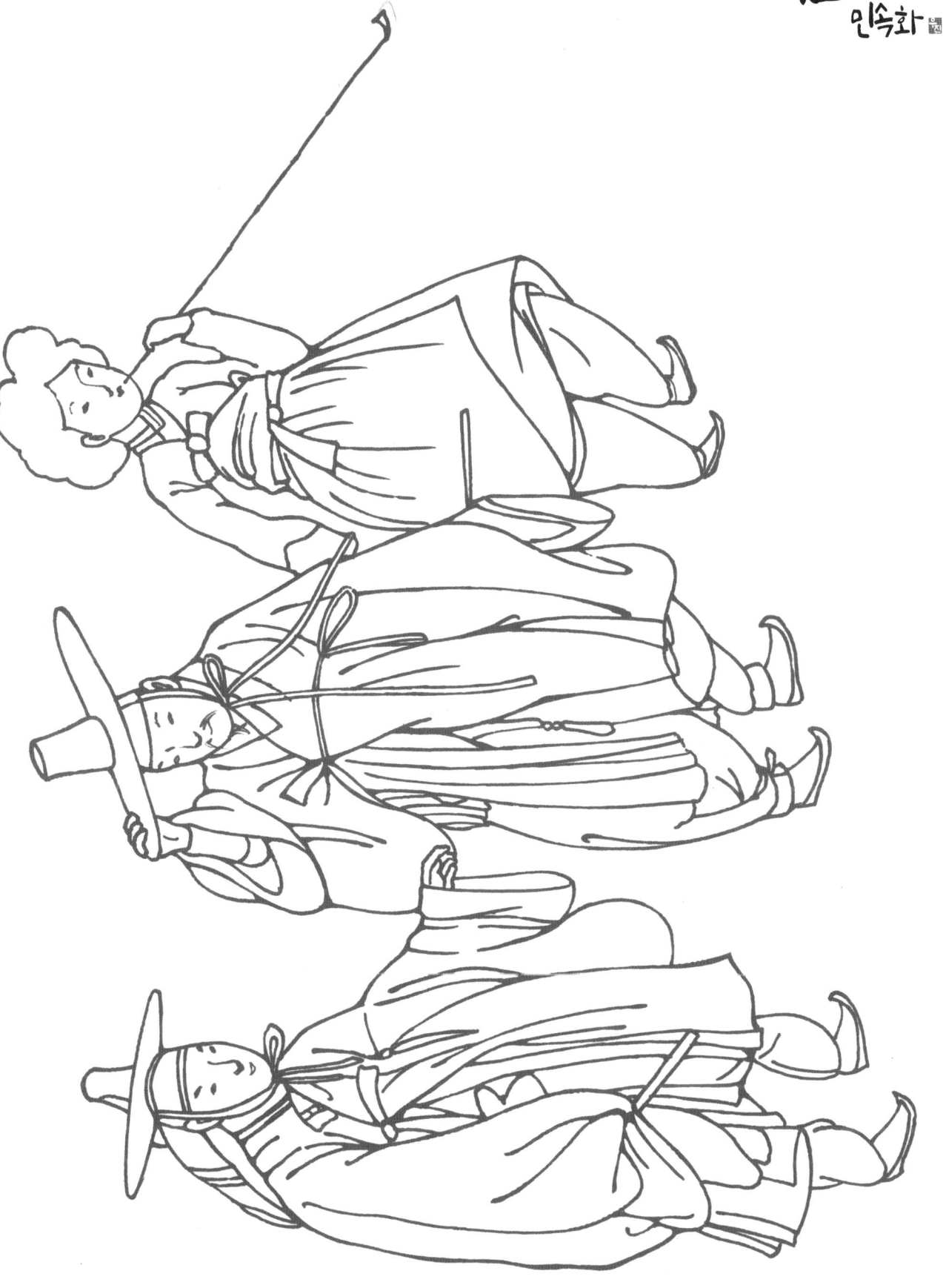

민속화를 주제로한 미소를 부르는 컬러링북

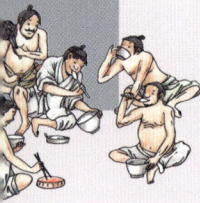

# 점심 식사

유난히 큰 밥사발은 당시의 사람들이 대식가임을 알 수 있으며 윗옷을 벗고 편안하게 식사하는 모습과 술 항아리에 담긴 술을 마시는 더벅머리 총각의 모습을 통해 농사일을 하는 농부들의 점심 식사 모습이 정겹게 표현된 그림으로 원화에서는 점심을 광주리에 담아 내온 여인이 아이에게 젖을 물린 모습과 그 옆에서 배가 불거지도록 밥을 먹는 아이의 모습 등이 그려져 있습니다.

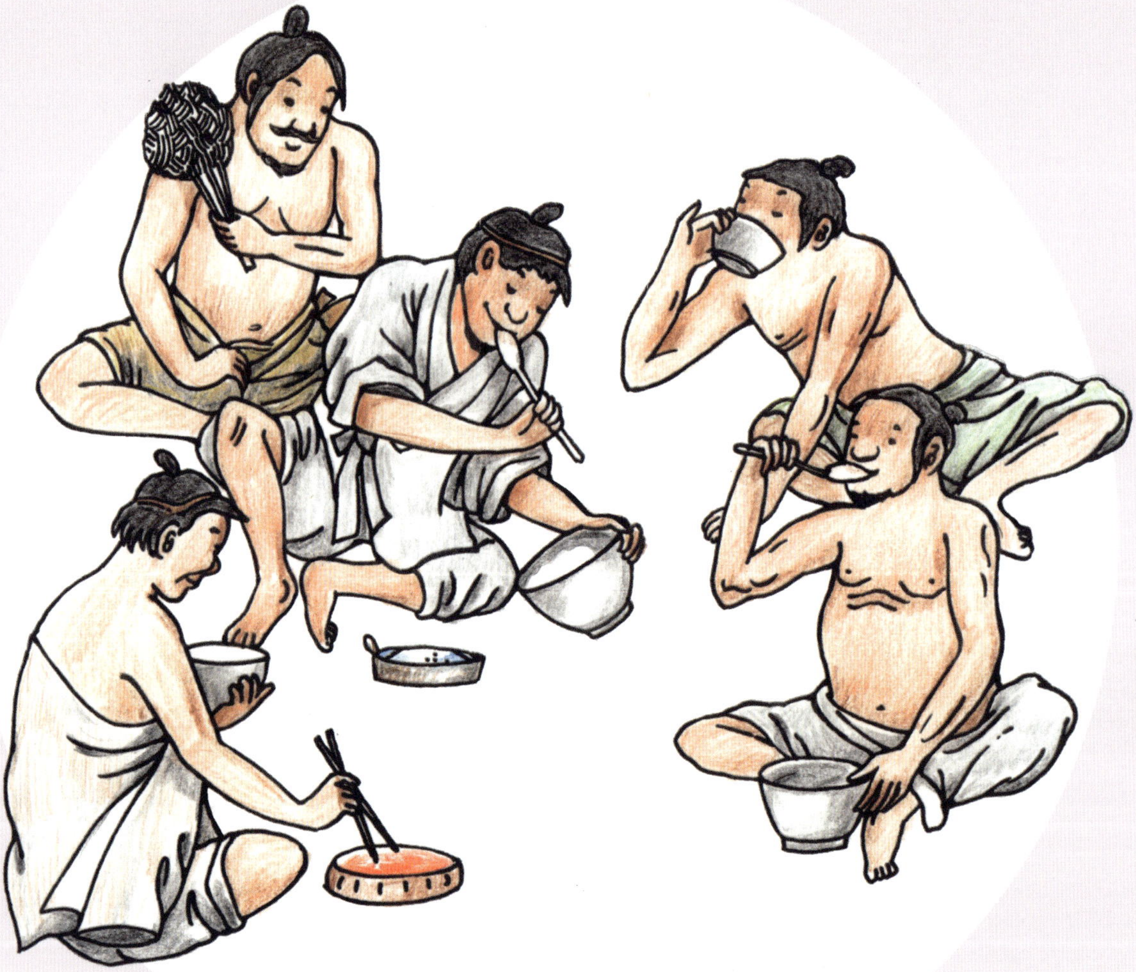

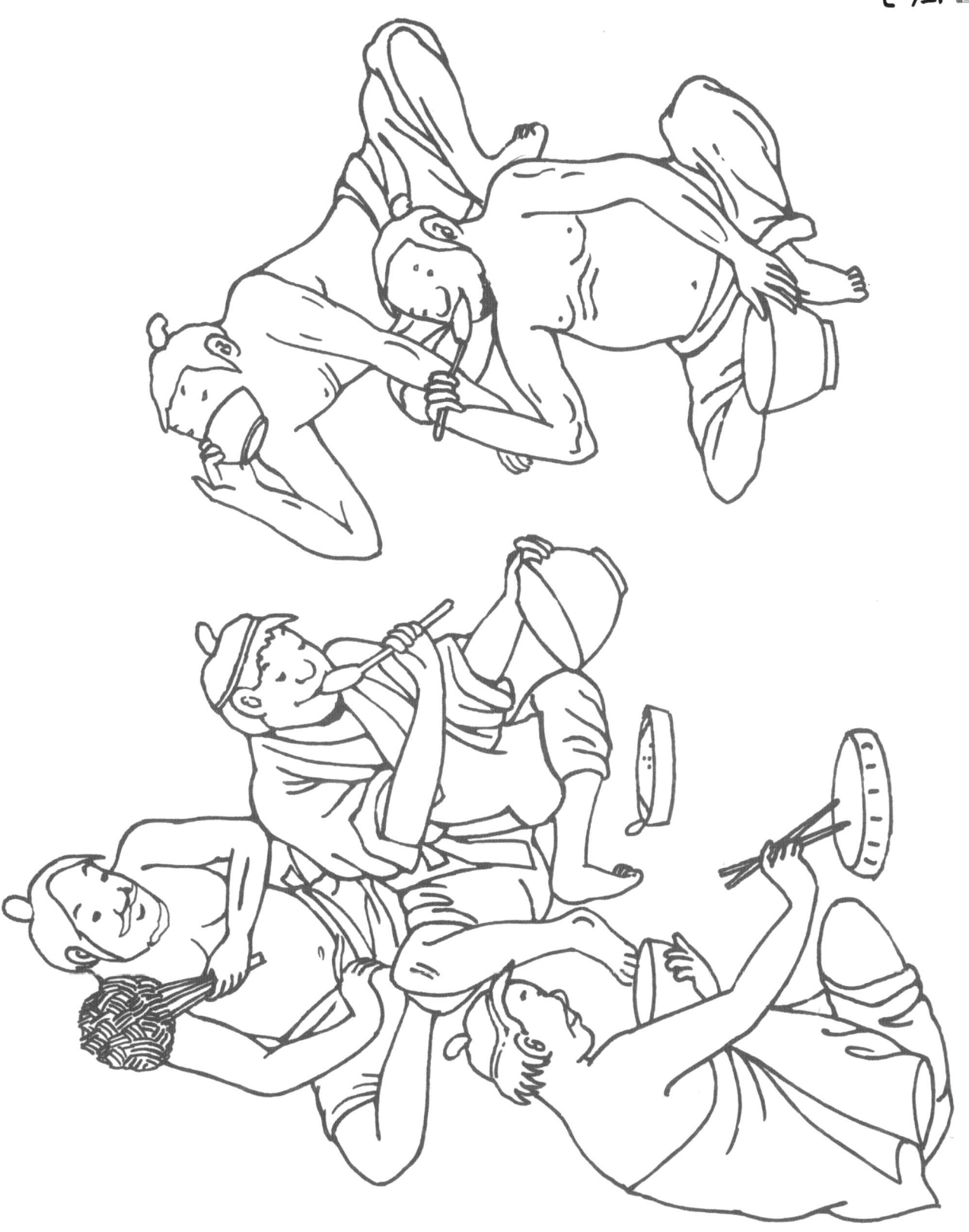

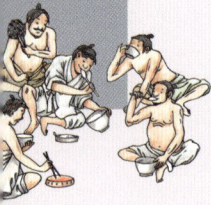

# 휴기답풍(携妓踏楓)

문자대로 기생을 태우고 단풍을 밟고 지나간다. 라는 의미입니다. 긴 담뱃대를 물고 가마를 타고 가는 기생의 요염한 모습과 멋쩍은 표정으로 옆을 따라가는 선비의 단풍놀이 행차를 그린 신윤복의 풍속화로 당시 선비들의 위선을 은유적으로 표현한 풍속화입니다.

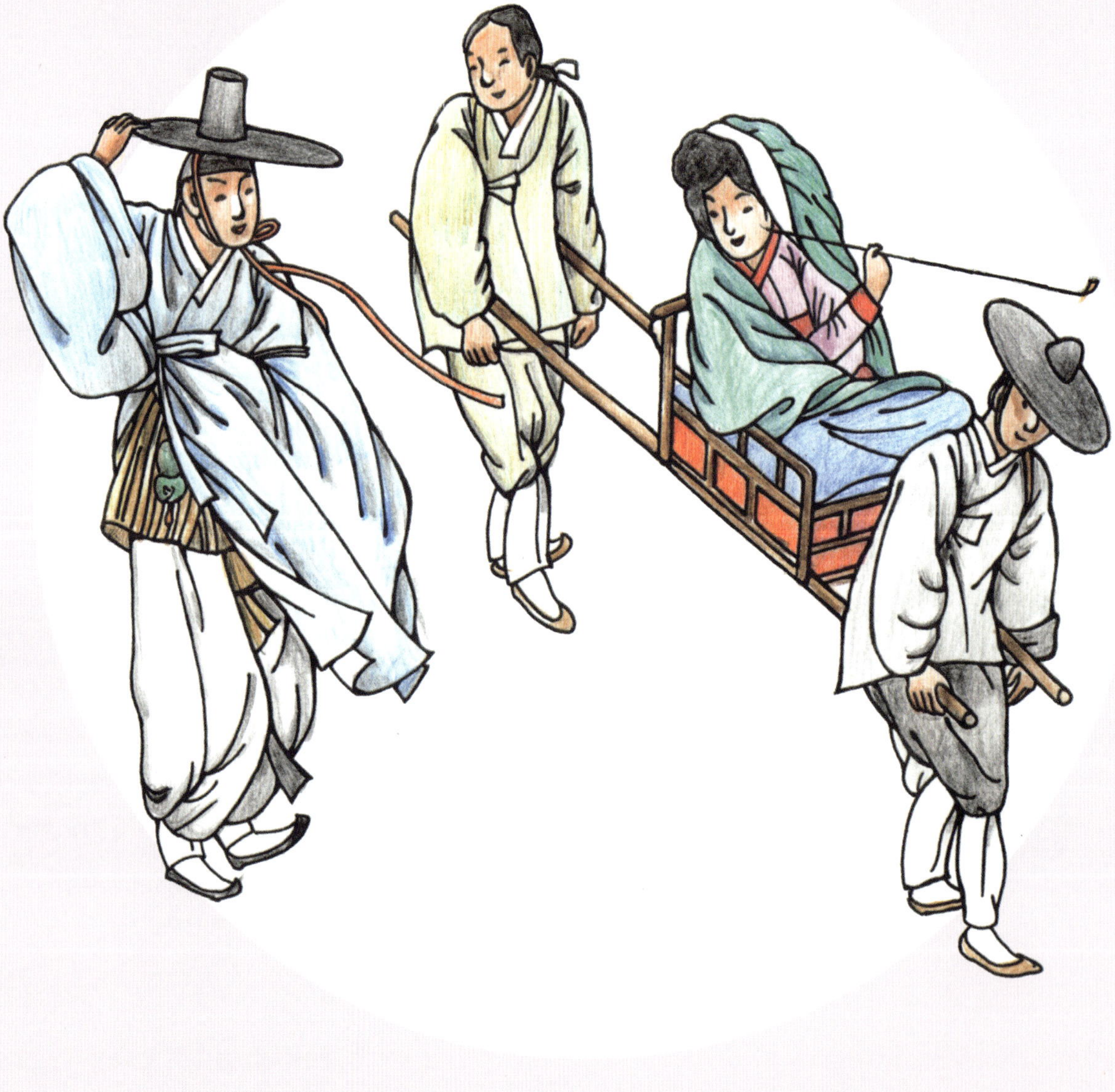

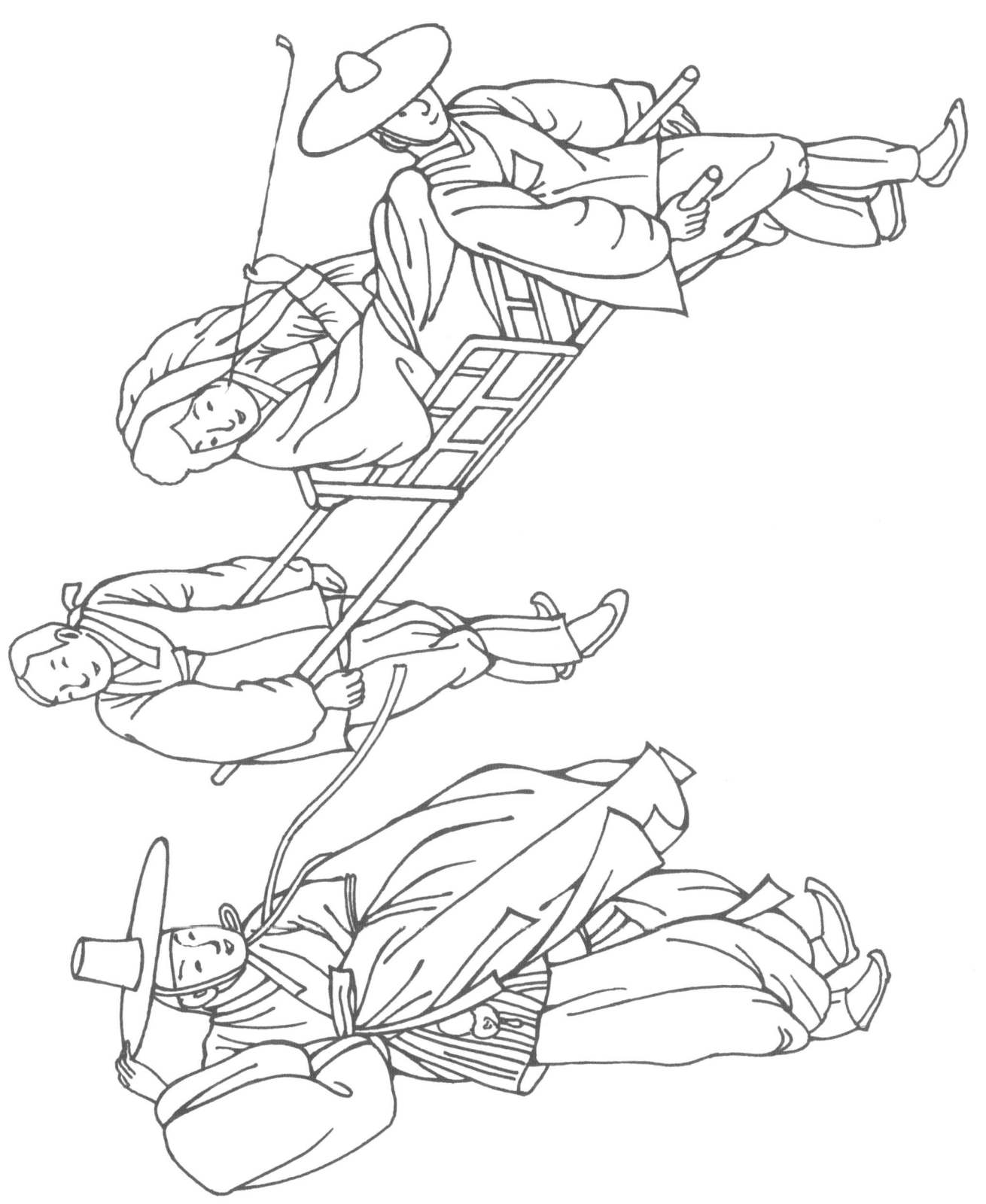

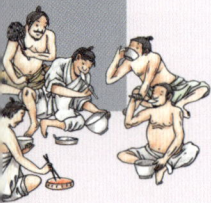

## 타작

지난 일 년간의 수고를 보상받는 벼 타작의 현장을 그린 김홍도의 풍속화입니다. 농부들의 수확하는 즐거움이 밝은 표정과 활기찬 동작으로 우러나는 그림으로 당시의 타작 도구와 방법 등을 알 수 있는 재미있는 풍속화입니다.

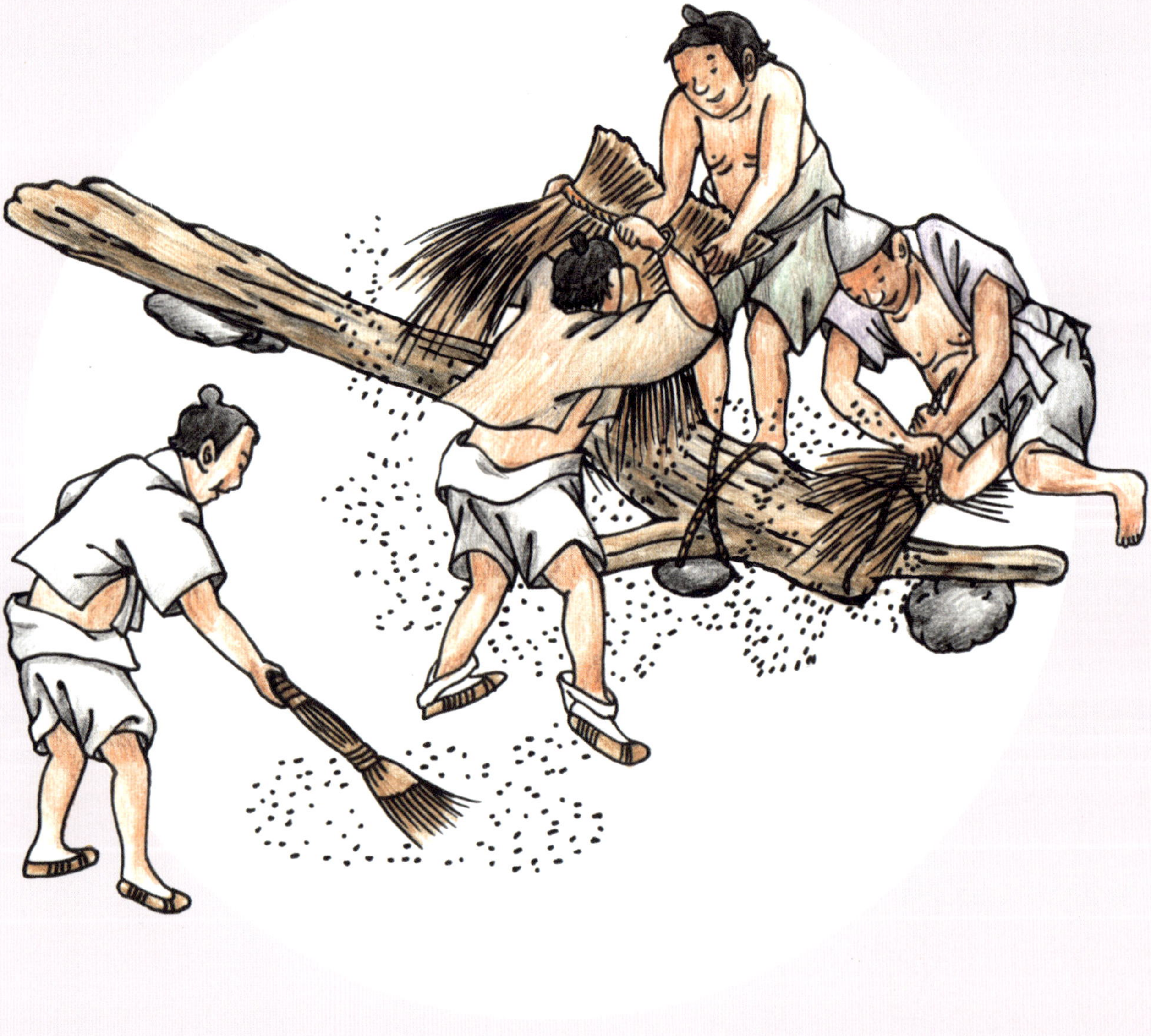

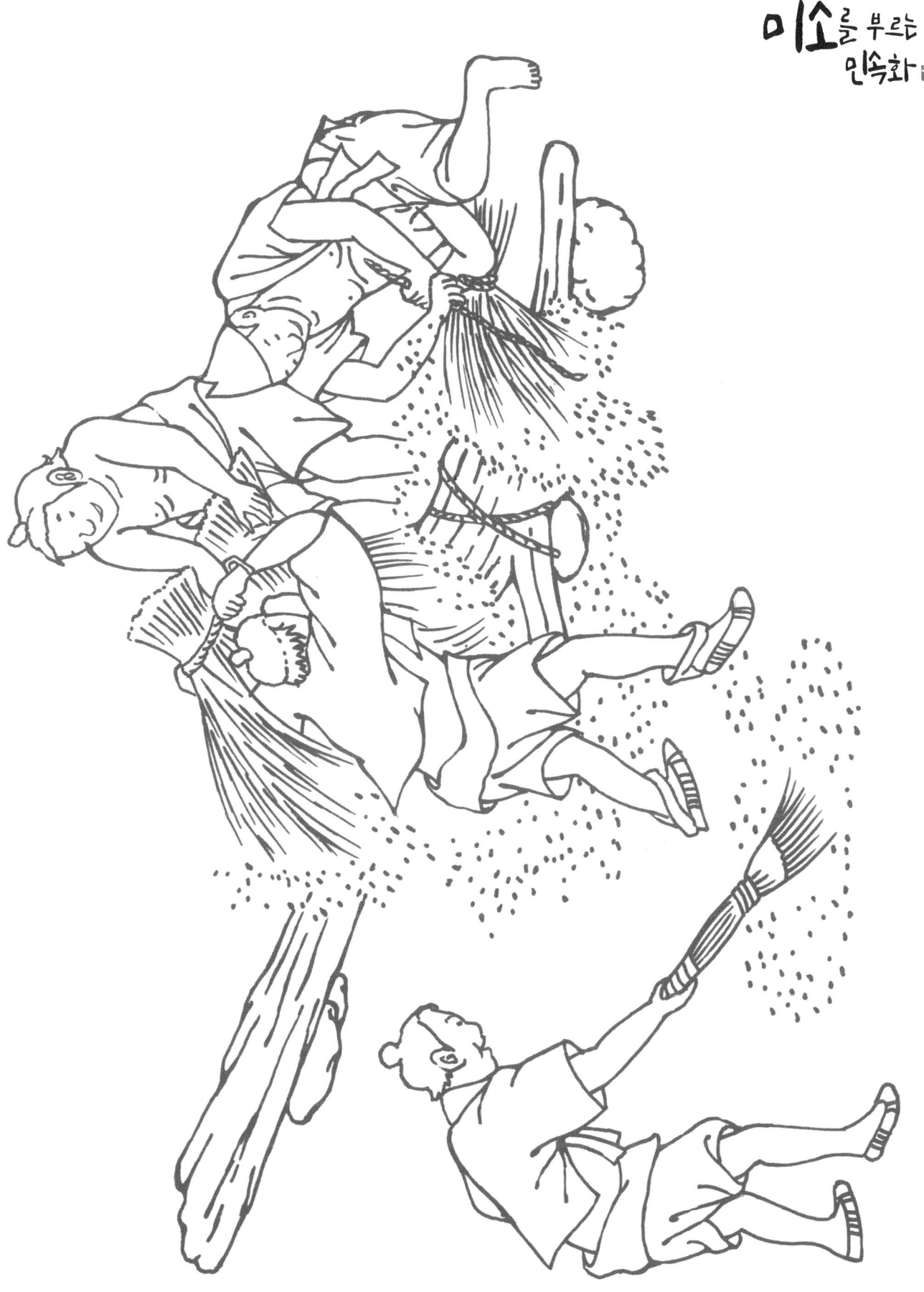

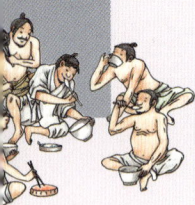

민속화를 주제로한 미소를 부르는 컬러링북

# 신행도(新行圖)

조선 시대 당시에는 신랑이 장가를 든다고 하여 신랑이 신부의 집으로 혼례를 치르러 가는 것이 관습이었습니다. 이 신행도는 혼례를 치르기 위해 백마를 타고 신부의 집으로 향하는 혼례 행렬의 풍습을 그린 김홍도가 그린 풍속화의 일부입니다. 원화에는 청사초롱을 앞세운 오리아범이 전안을 앉혀놓고 가는 모습도 있으나 행렬도가 길어 컬러링 작업을 위해 신랑 부분만 발췌하였습니다.

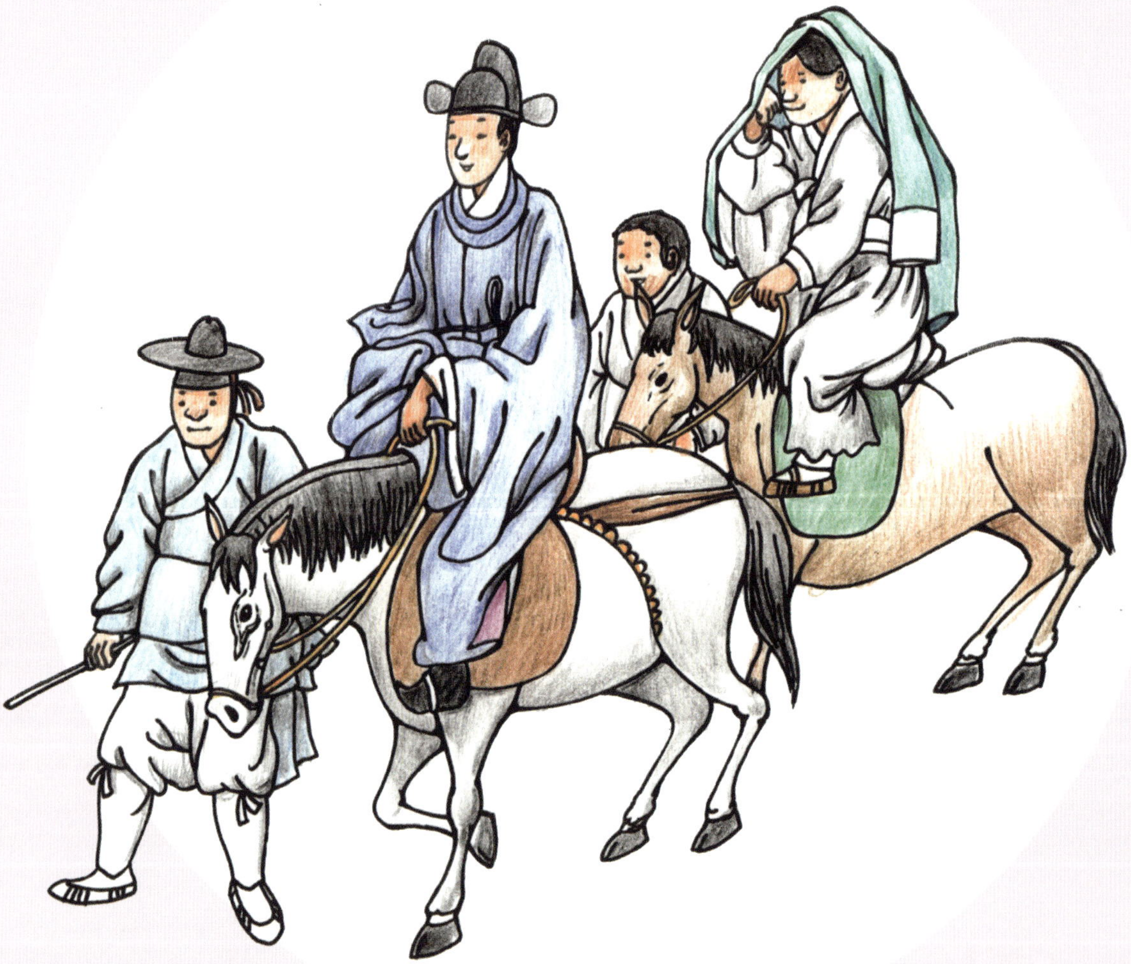

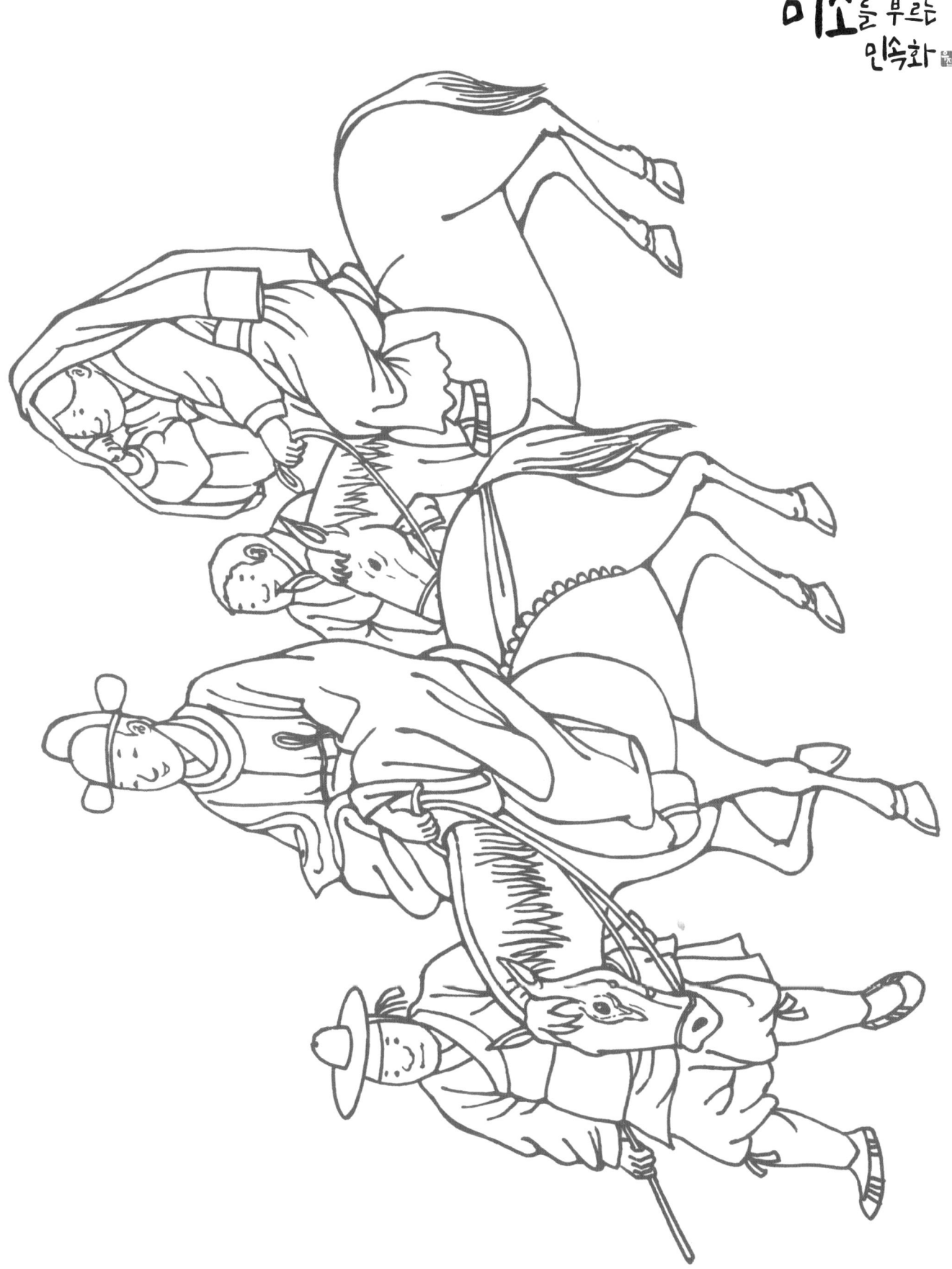

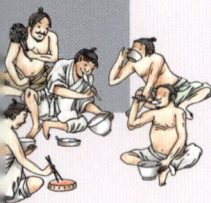

# 빨래터

물이 흐르는 계곡에서 팔과 다리를 걷어붙이고 빨래를 하는 정겨움이 느껴지는 김홍도의 풍속화입니다. 넓고 평평한 바위를 빨래판 삼아 두 여인의 방망이질과 이어지는 수다, 그 옆에서 빨래를 헹구며 짜는 여인의 모습, 원화에는 이 모습을 숨어서 엿보는 선비의 관음증과 머리를 감고 말린 후 땋는 여인의 모습도 있는 당시 빨래터 분위기를 재미있게 표현한 풍속화입니다.

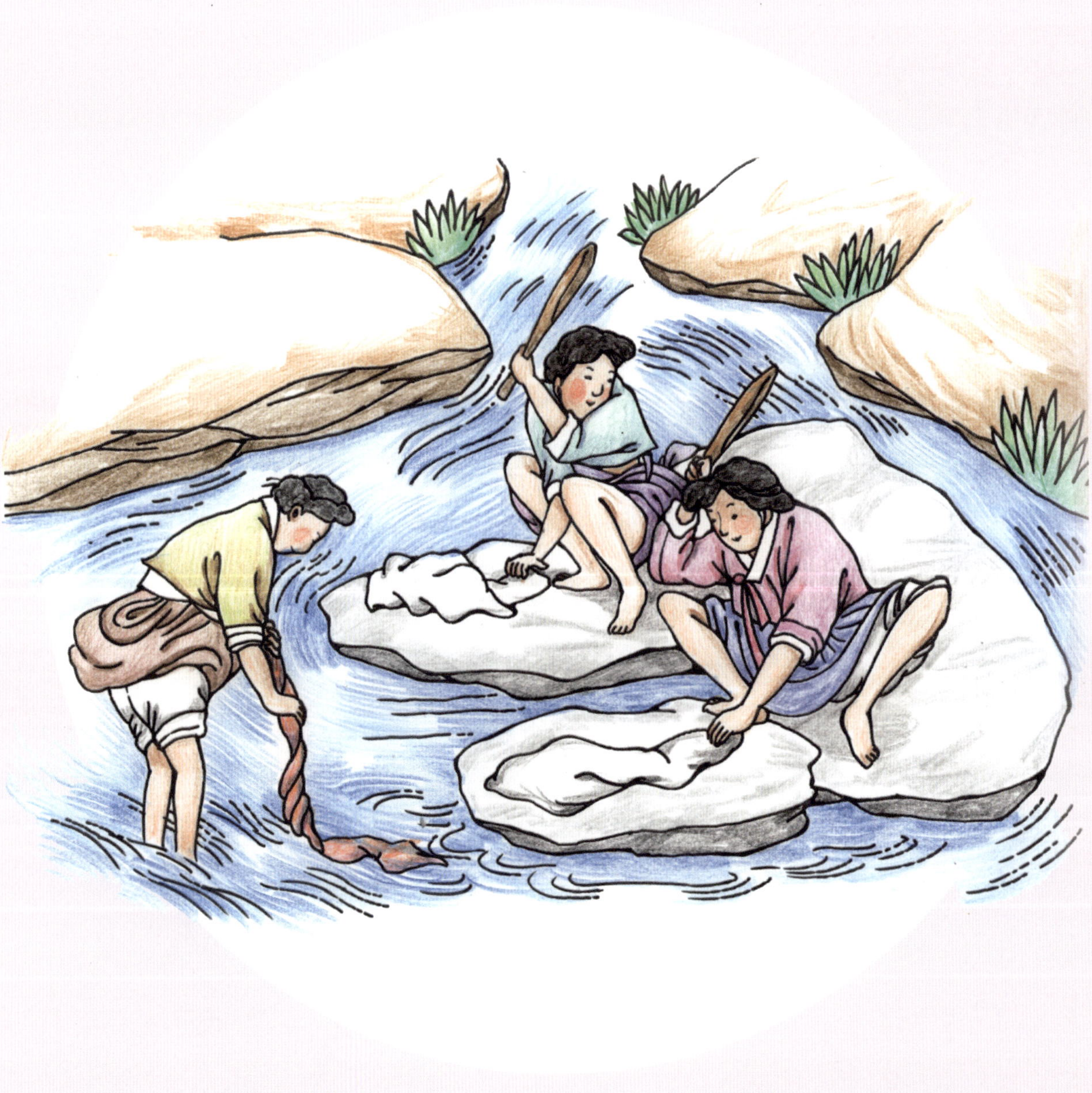

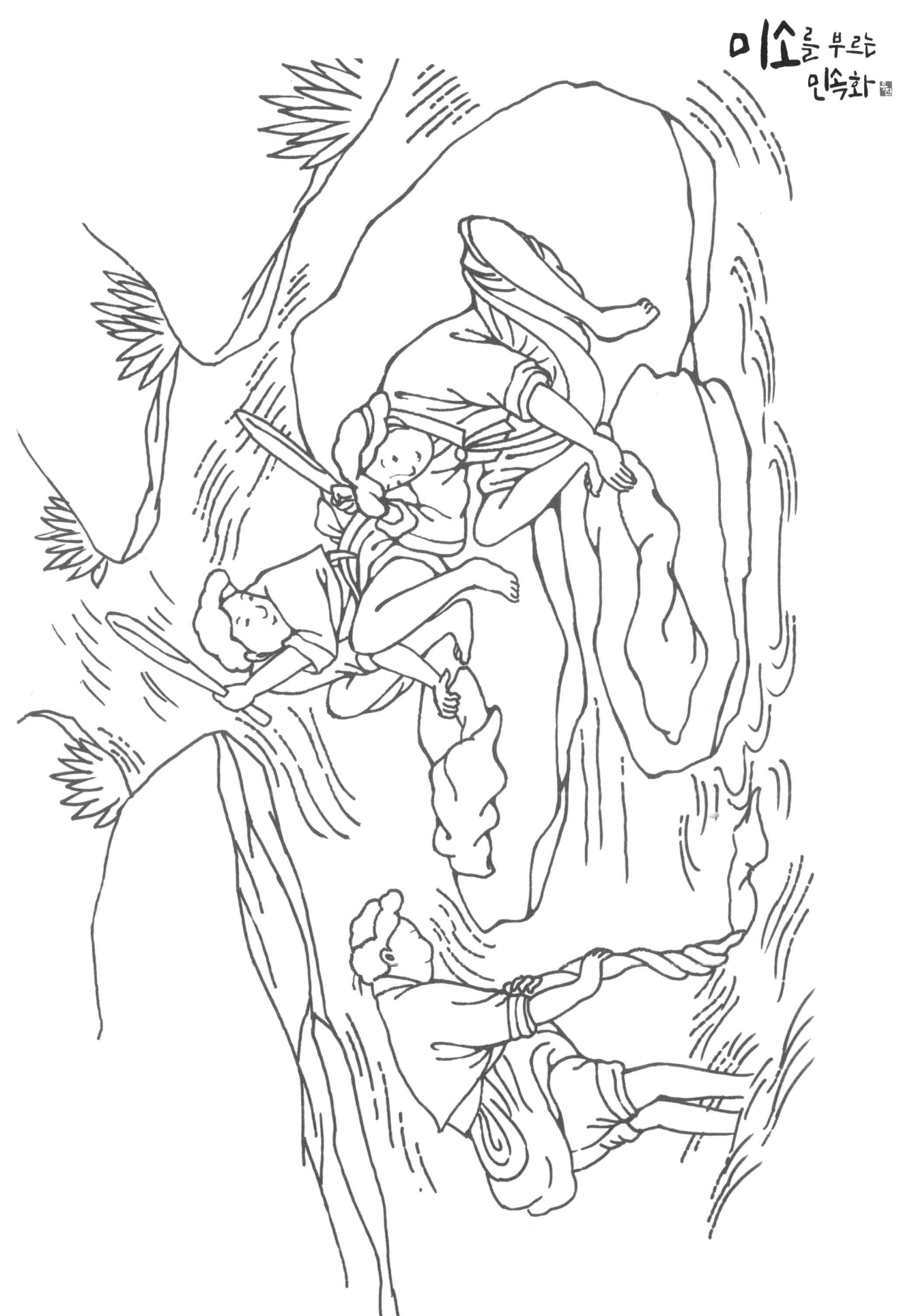

민속화를 주제로한 미소를 부르는 컬러링북

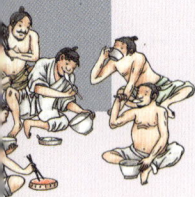

# 월하정인(月下情人)

제목 그대로 밤에 만나는 정인을 표현하고 있는 신윤복의 풍속화로 일반에게 널리 알려져 있습니다. 지금은 덜 하지만 얼마 전까지만 하더라도 대놓고 밤에 남녀가 만나는 일은 은밀한 일이었습니다. 당시에는 밤늦은 시간에 연인이 만나는 일은 정말 조심해야 했습니다. 이러한 상황에서 약속시간보다 늦은 남자에게 삐친 여인의 새침한 모습과 이를 달래기 위해 무언가 주어 여인을 달래려는 남자의 모습을 표현한 신윤복의 대표적인 풍속화의 하나입니다.

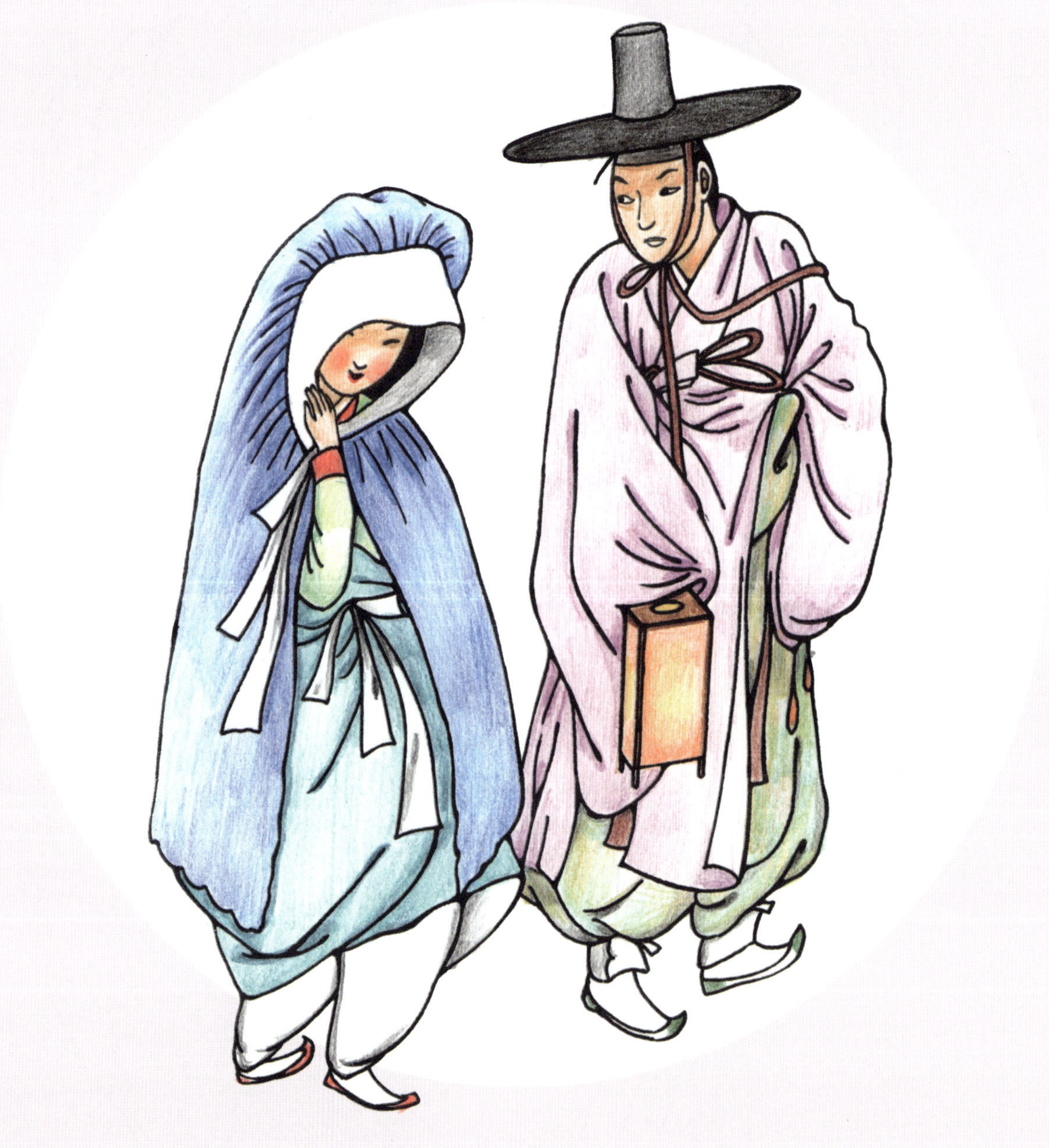

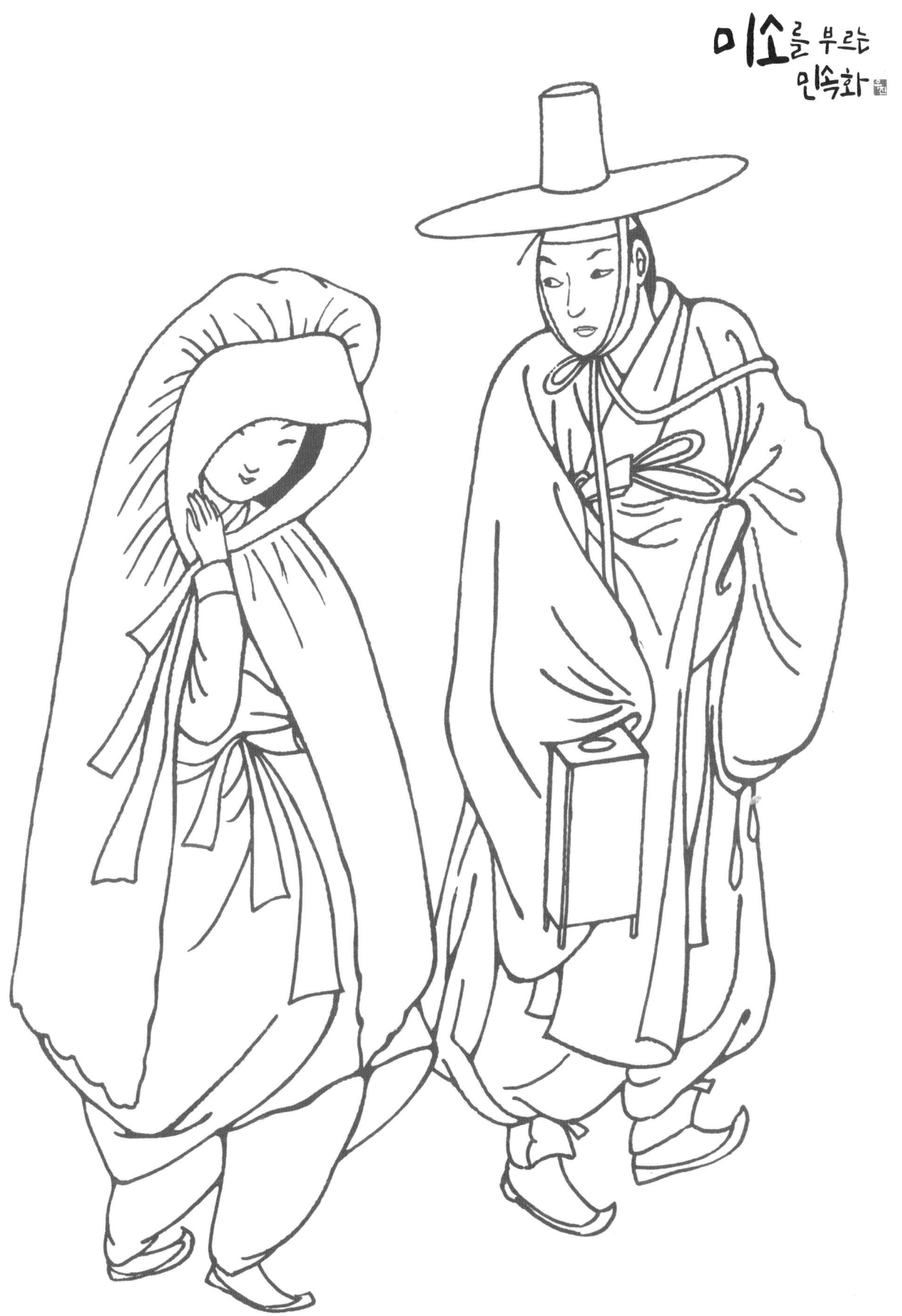

• 민속화를 주제로한 미소를 부르는 컬러링북

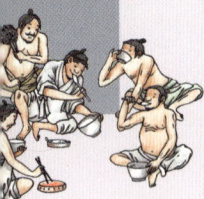

# 논갈리

한 해 농사가 시작되는 봄을 맞아 농사를 준비하는 농사꾼의 모습을 표현한 김홍도의 풍속화입니다. 근육이 탄탄한 소들과 함께 논을 갈아엎는 어깨에 힘이 가득 찬 농부의 땀내까지도 느낄 수 있는 풍속화로 현장에 강한 김홍도의 천재성을 엿볼 수 있는 풍속화입니다.

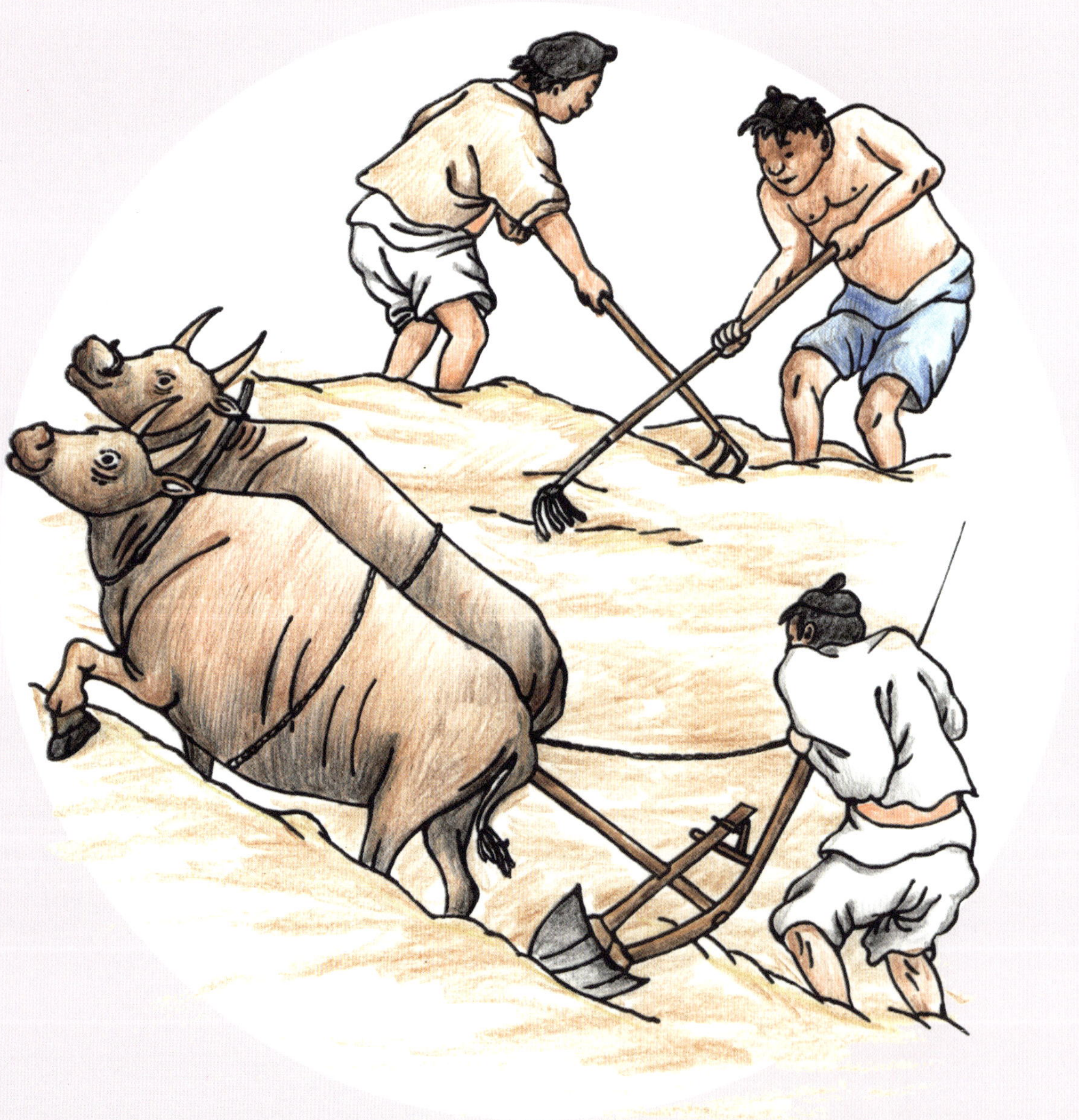

미소를 부르는
민속화

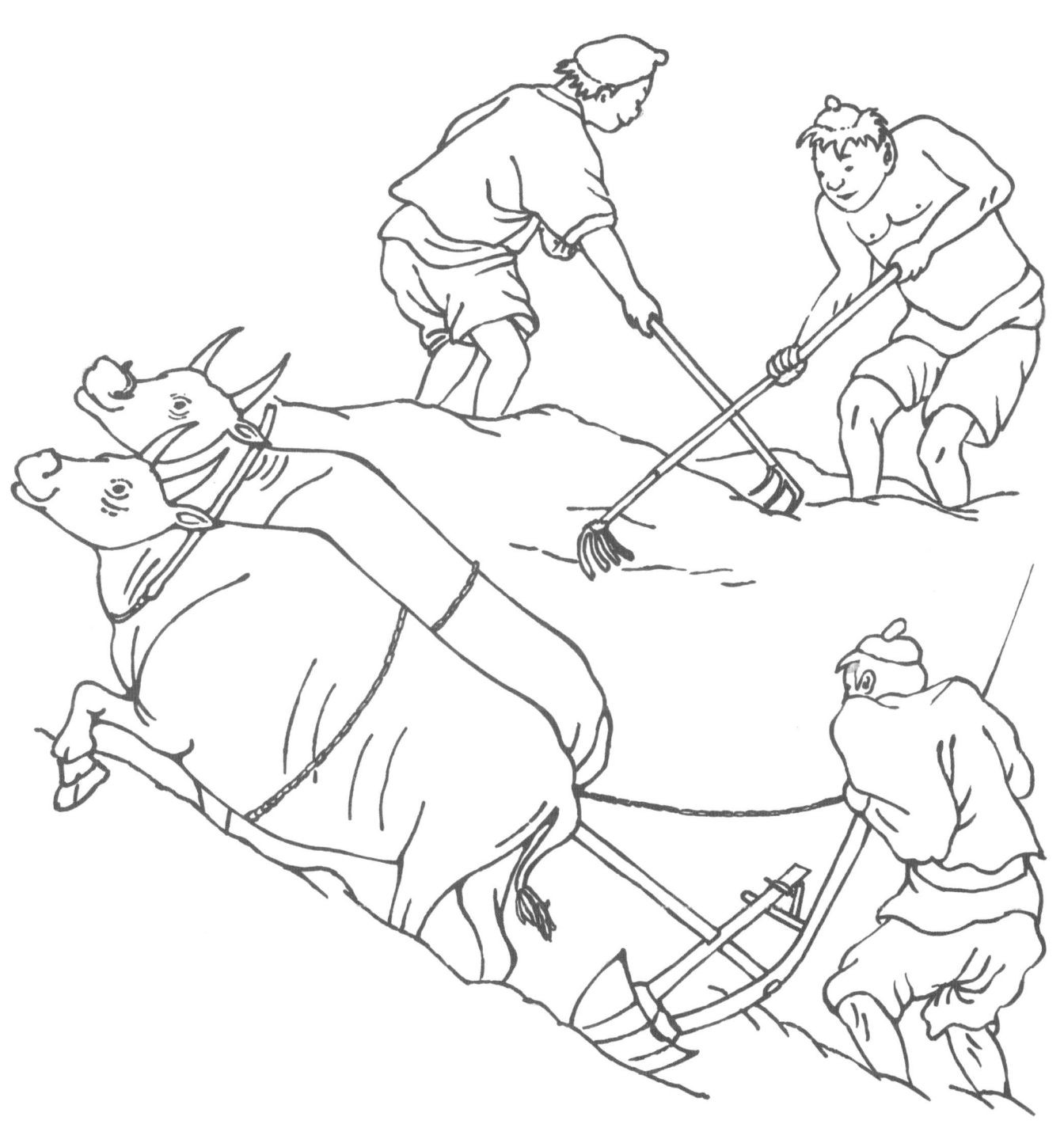

민속화를 주제로한 미소를 부르는 컬러링북

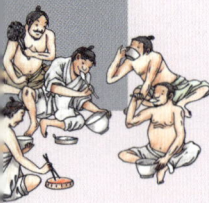

# 말을 탄 여인

말잡이 종복이 앞서고 주인마님이 말을 타고 여 노비가 짐 보따리를 들고 따라가는 모습을 그린 신윤복의 풍속화로 당시의 신분에 따른 옷차림과 생활상을 이해하는데 도움이 되며 여 노비가 입고 있는 장저고리와 주인마님의 짧은 저고리를 볼 때 지금의 한복과 크게 다르지 않음을 알 수 있습니다.

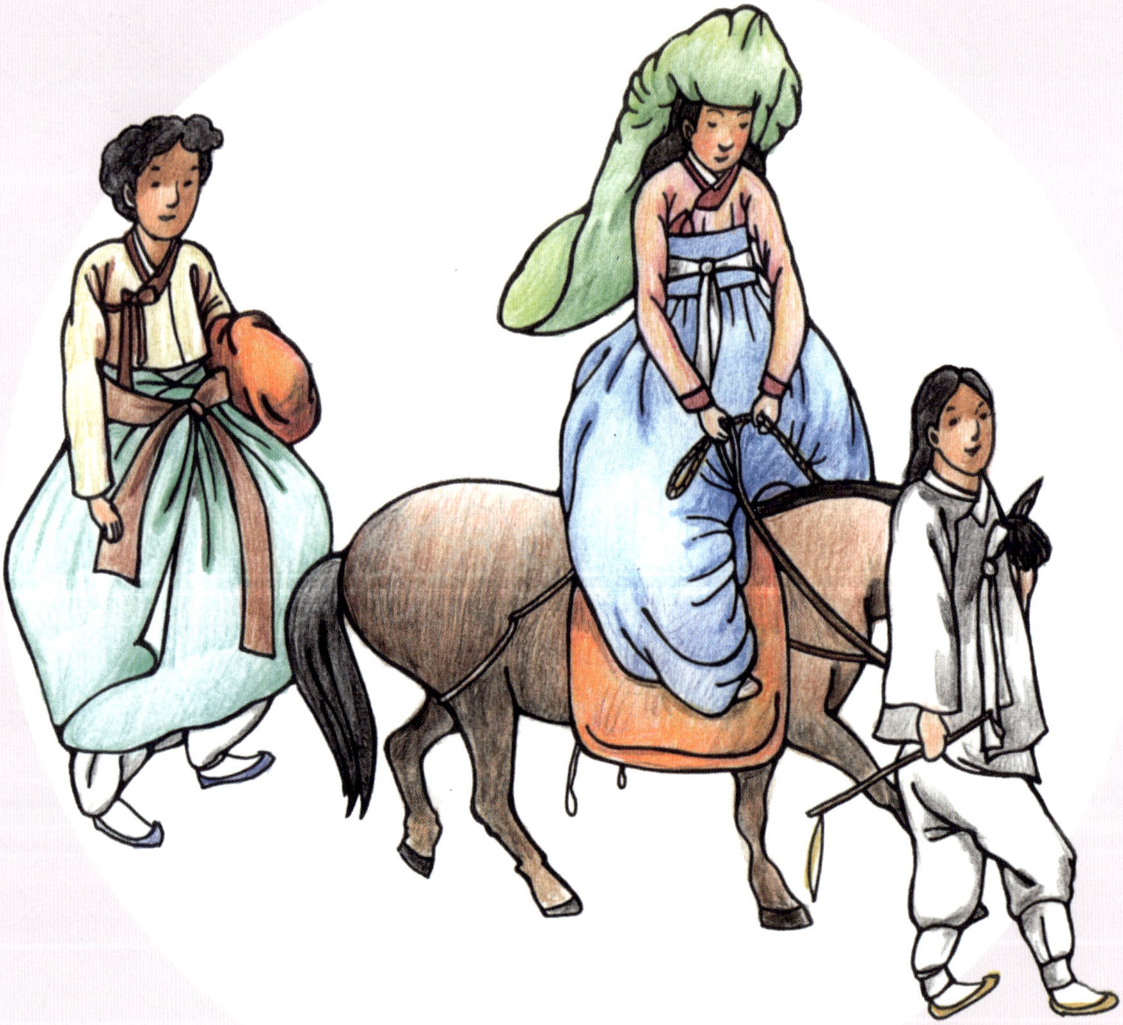

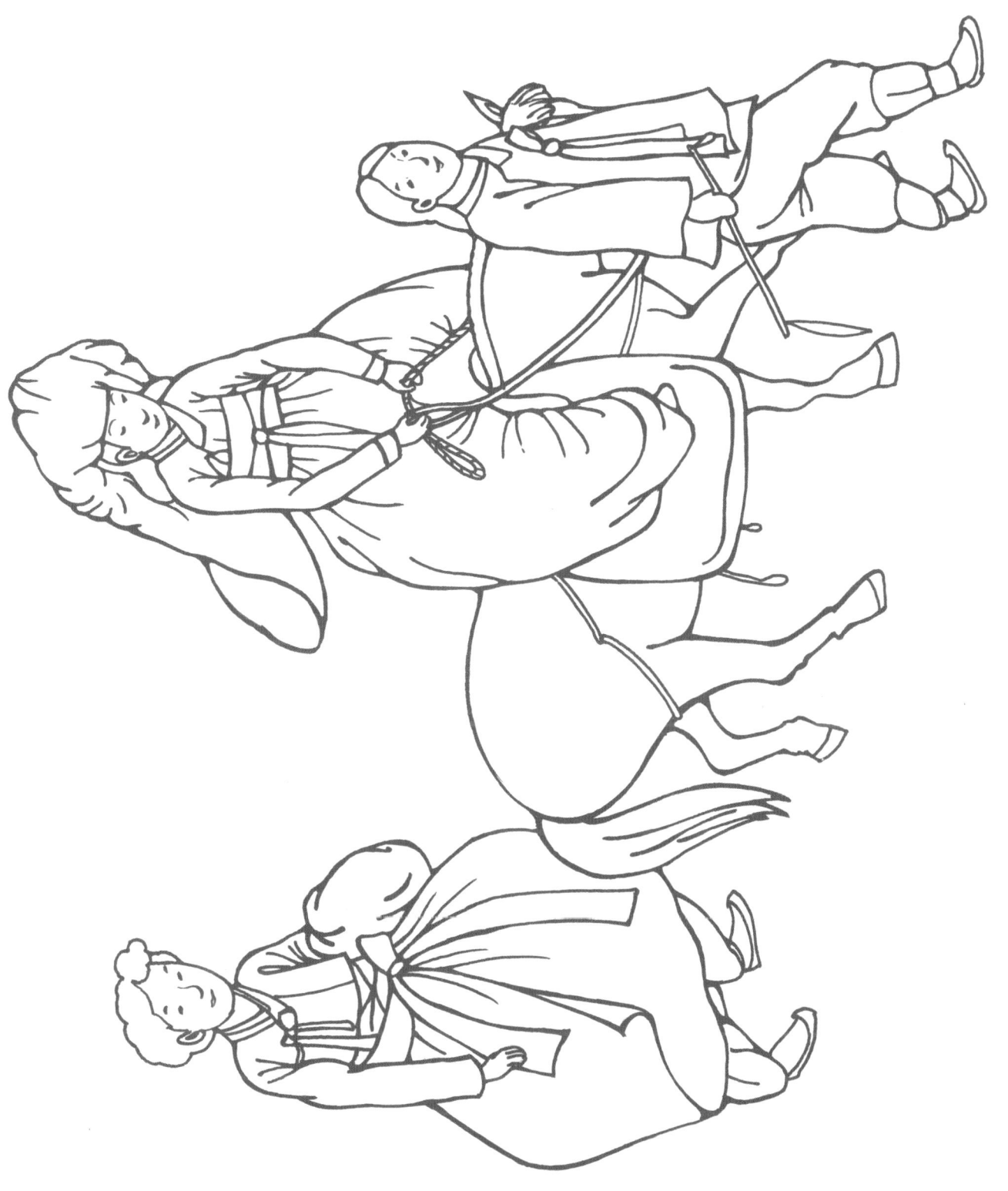

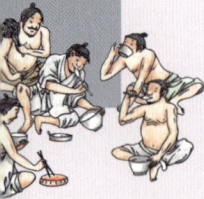

# 노상파안(路上破顔)

물소의 등에 길마를 얹어 모자가 타고 이를 뒤따르는 아이와 짐을 업고 가는 사람의 모습을 지켜보며 부채로 얼굴을 가리고 웃는 양반의 모습을 재미있게 표현한 김홍도의 풍속화입니다. 갓을 쓴 것으로 보아 두 사람 모두 양반이라 생각되는데 이것은 가진 자가 덜 가진 자의 남루한 행색을 비웃는 모습으로 요즘의 사회상과 유사함을 알 수 있는 풍속화입니다.

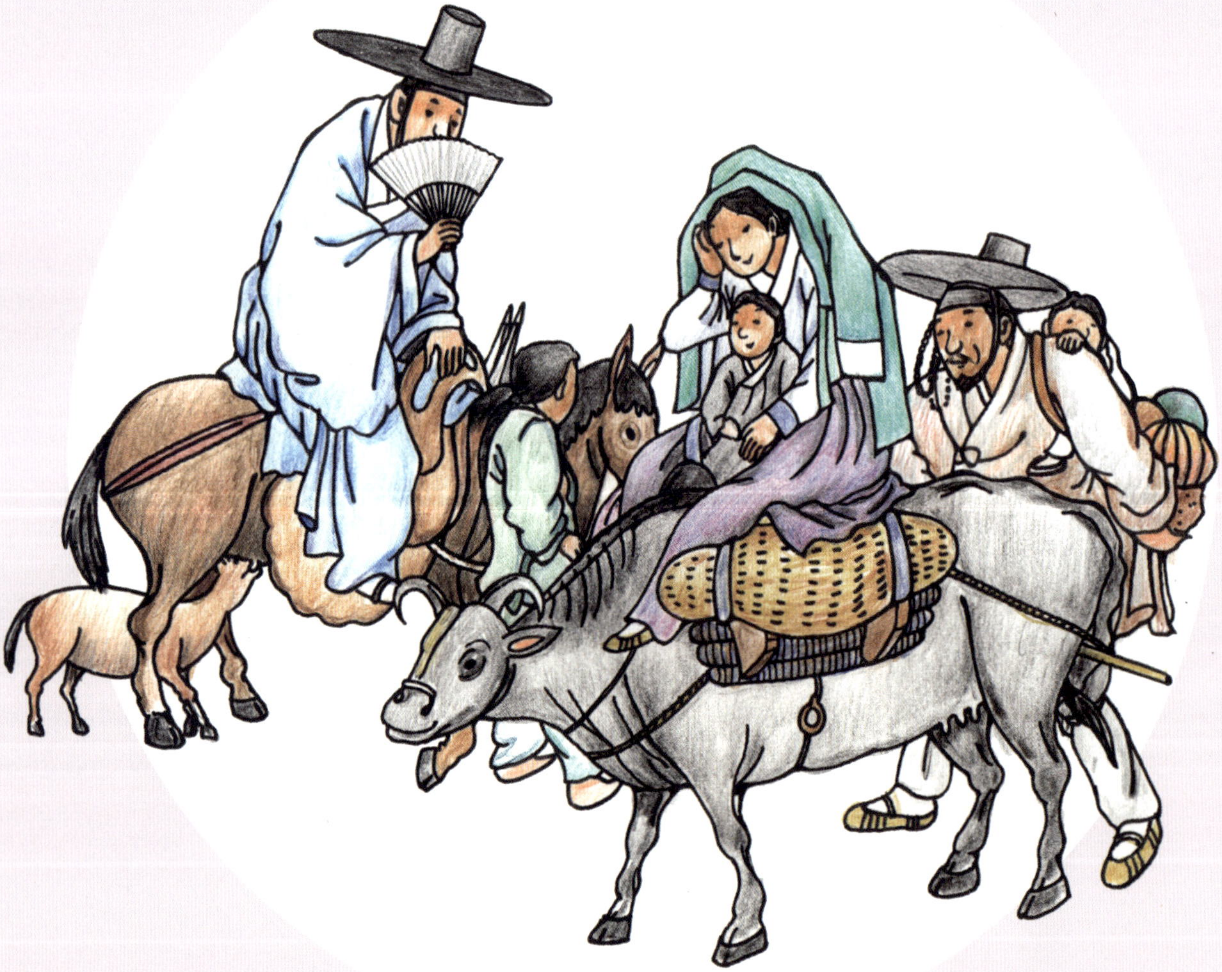

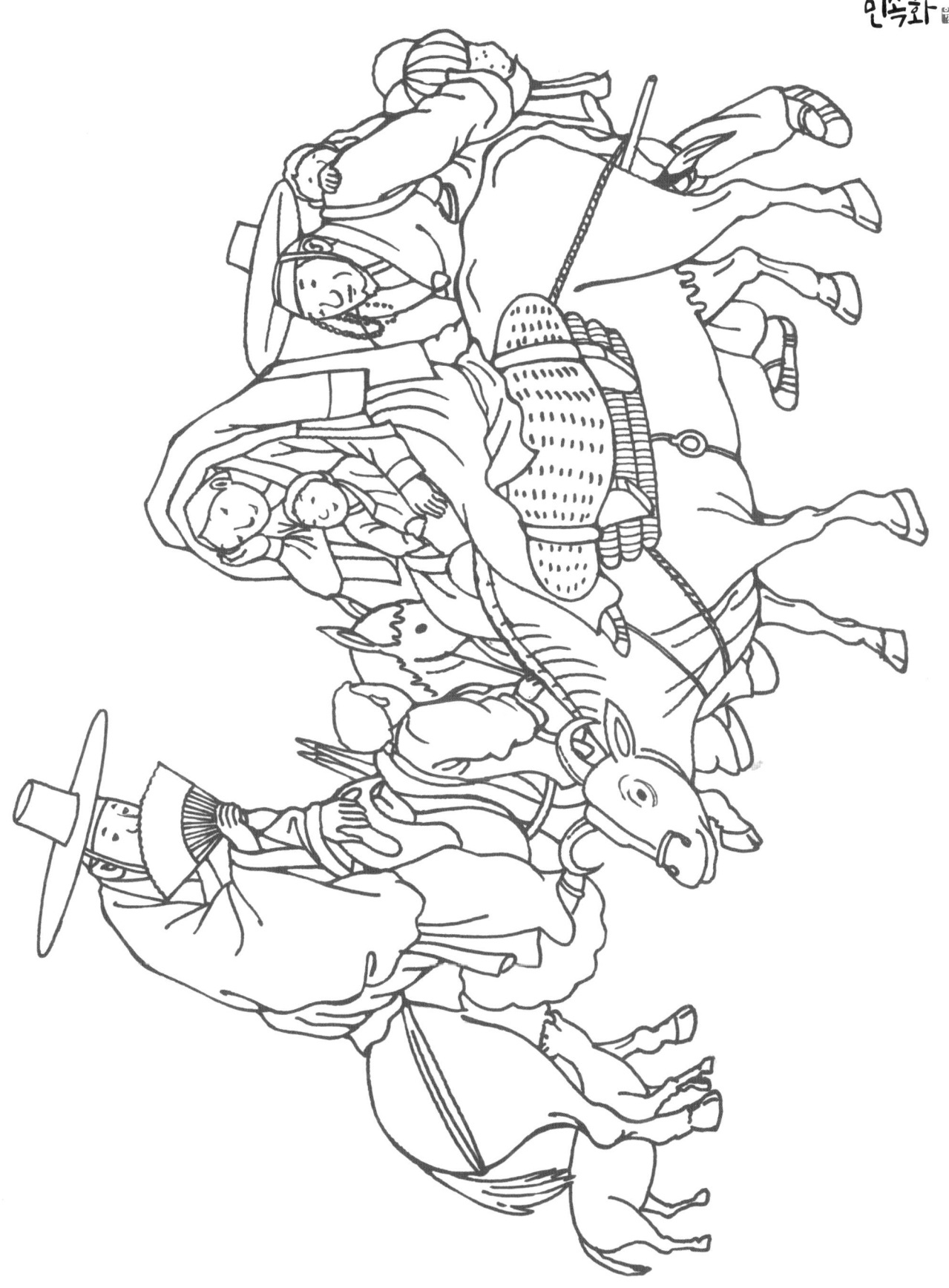

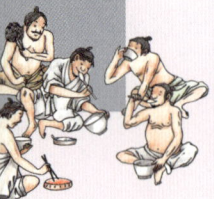

# 대장간

대장간의 모습은 예나 지금이나 크게 달라진 것이 없음을 알 수 있는 김홍도의 풍속화입니다. 잘 달궈진 쇠를 망치로 내려치며 모양을 만들어가는 나이 먹은 숙련된 대장장이들의 팀플레이와 풀무에 바람을 넣고 있는 나이 어린 수련생과 만들어진 낫을 숫돌에 갈고 있는 젊은이의 모습과 이들의 표정 속에서도 생동감 있게 다가오는 풍속화입니다.

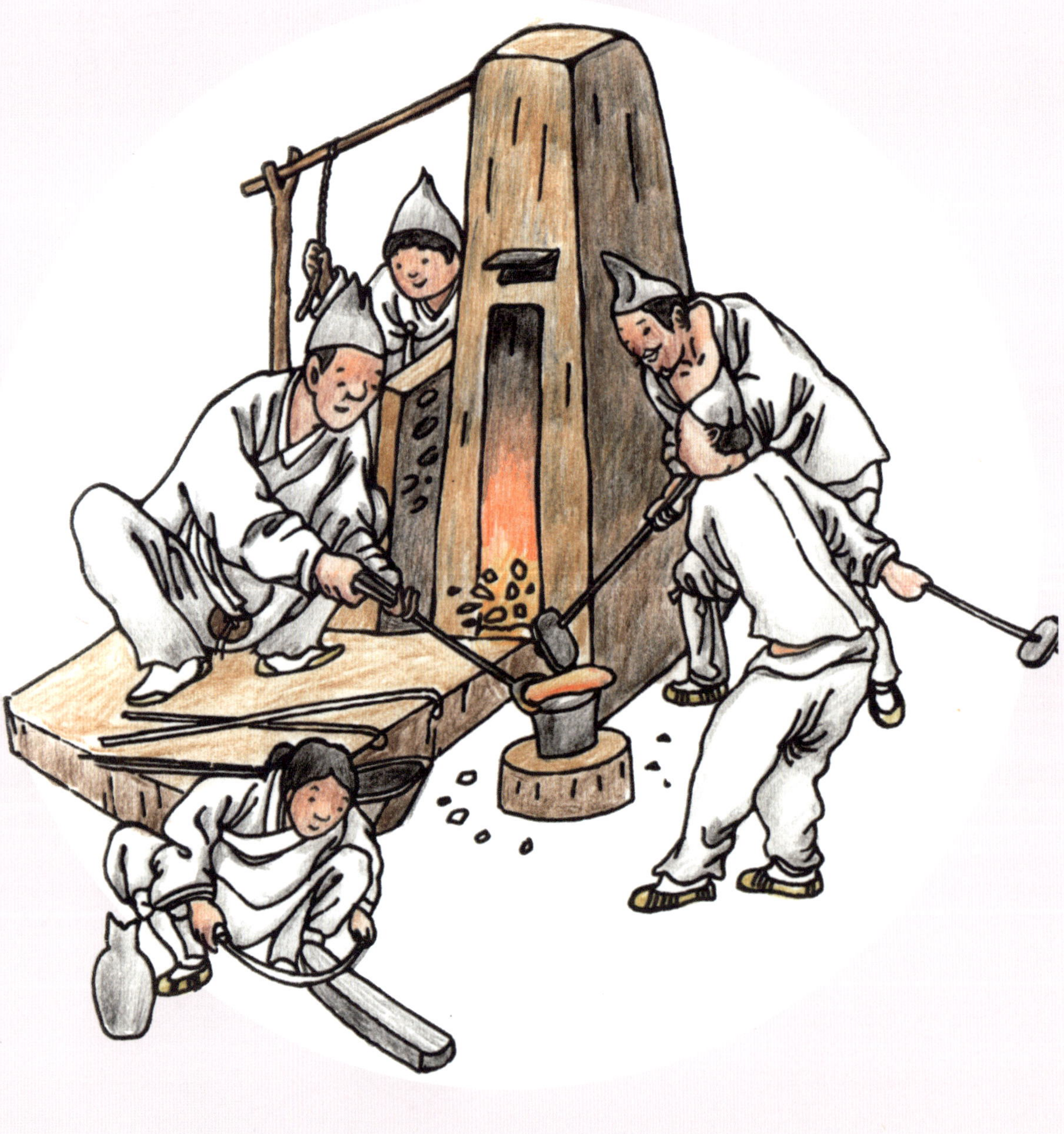

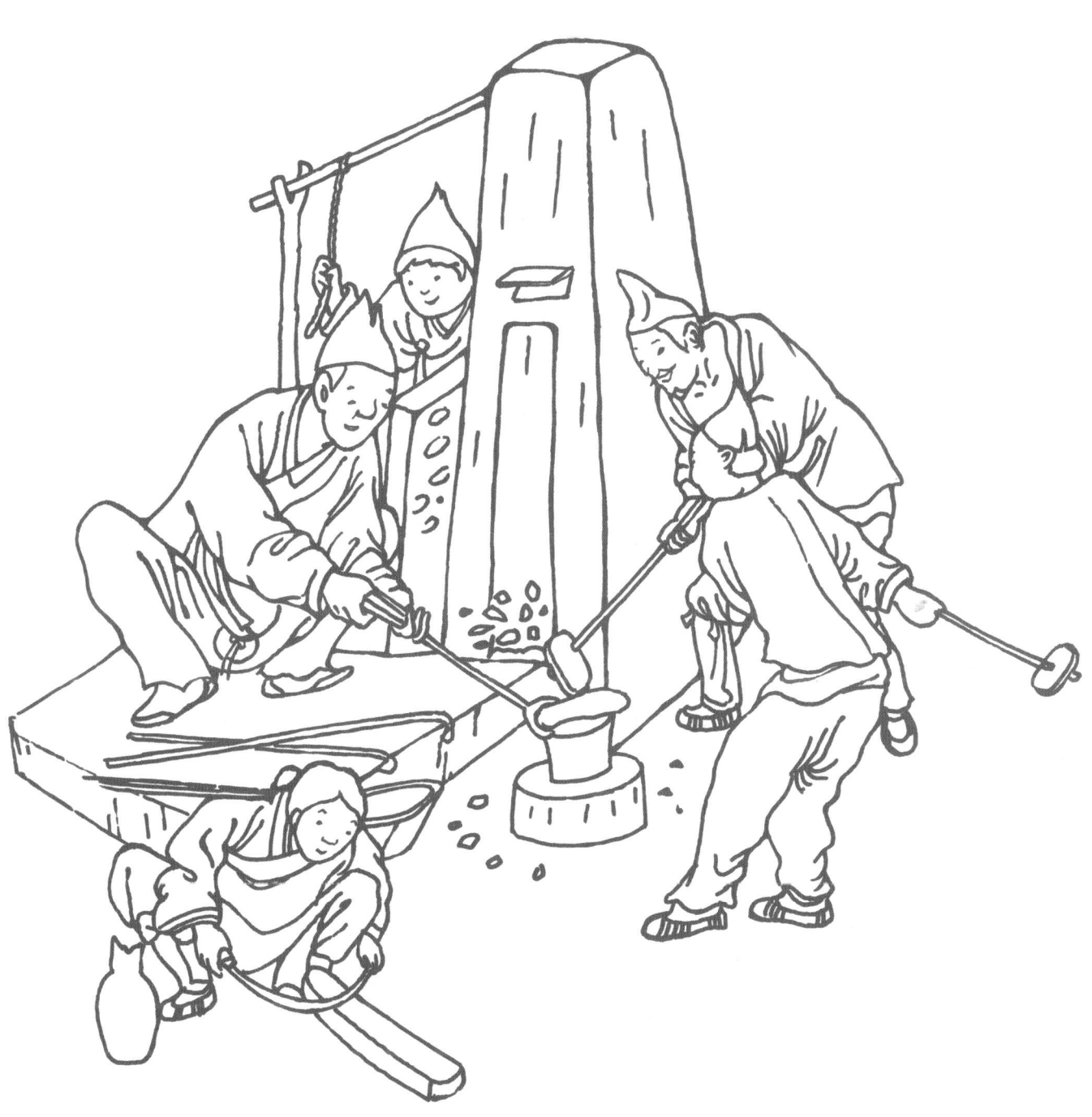

민속화를 주제로한 미소를 부르는 컬러링북

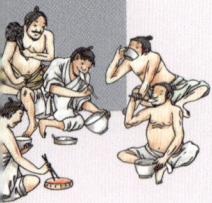

# 장터길

물건을 다 장에 내다 팔고 돌아가는 장사꾼들을 표현한 김홍도의 풍속화로 김홍도의 화첩에는 두 페이지에 걸쳐 그려진 긴 그림이나 컬러링 작업을 위해 이 가운데 일부를 발췌하였습니다. 홀가분함과 피로를 담배를 통해 푸는 이들의 모습을 보며 당시에는 담배를 피우는 데는 위아래가 없었음도 알 수 있습니다.

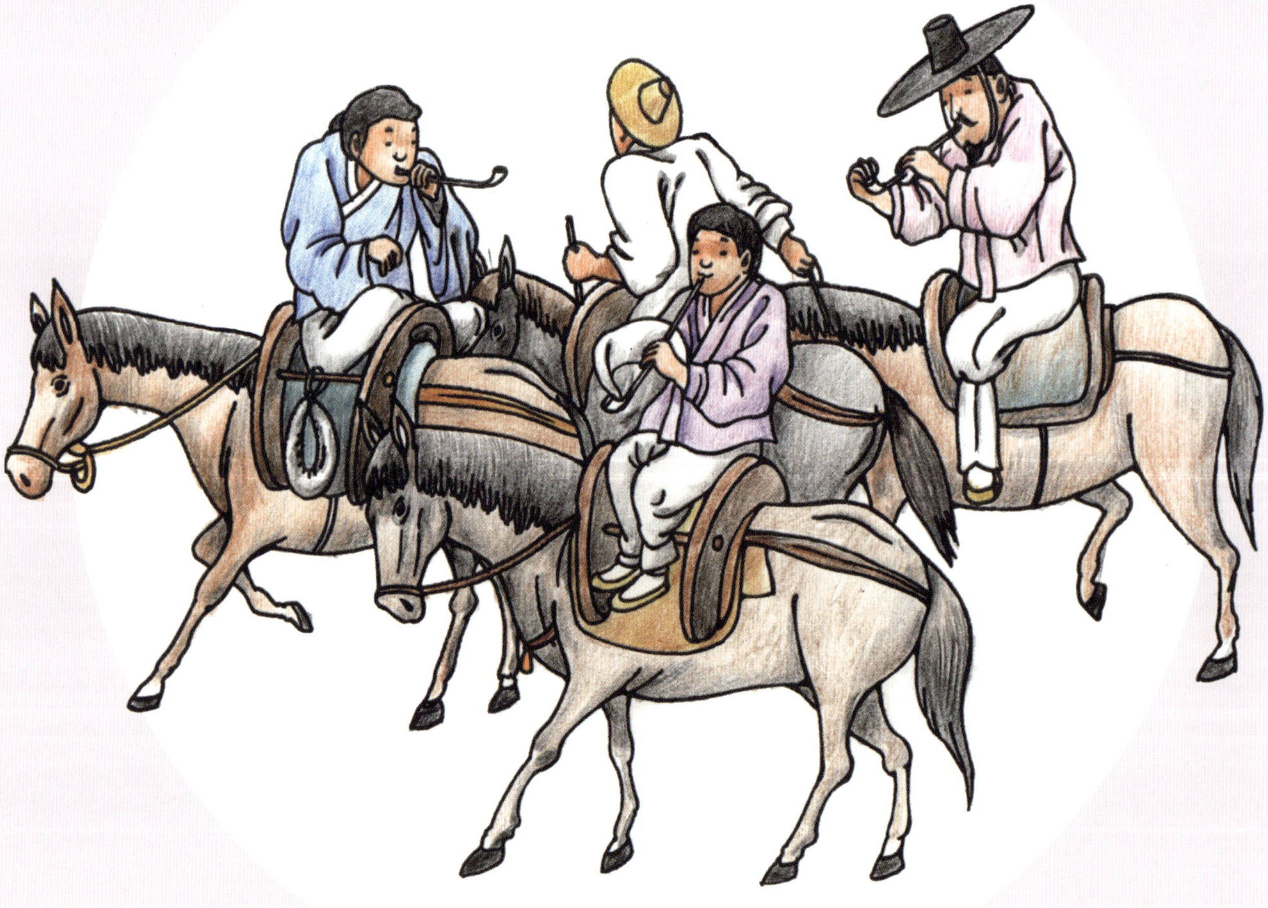

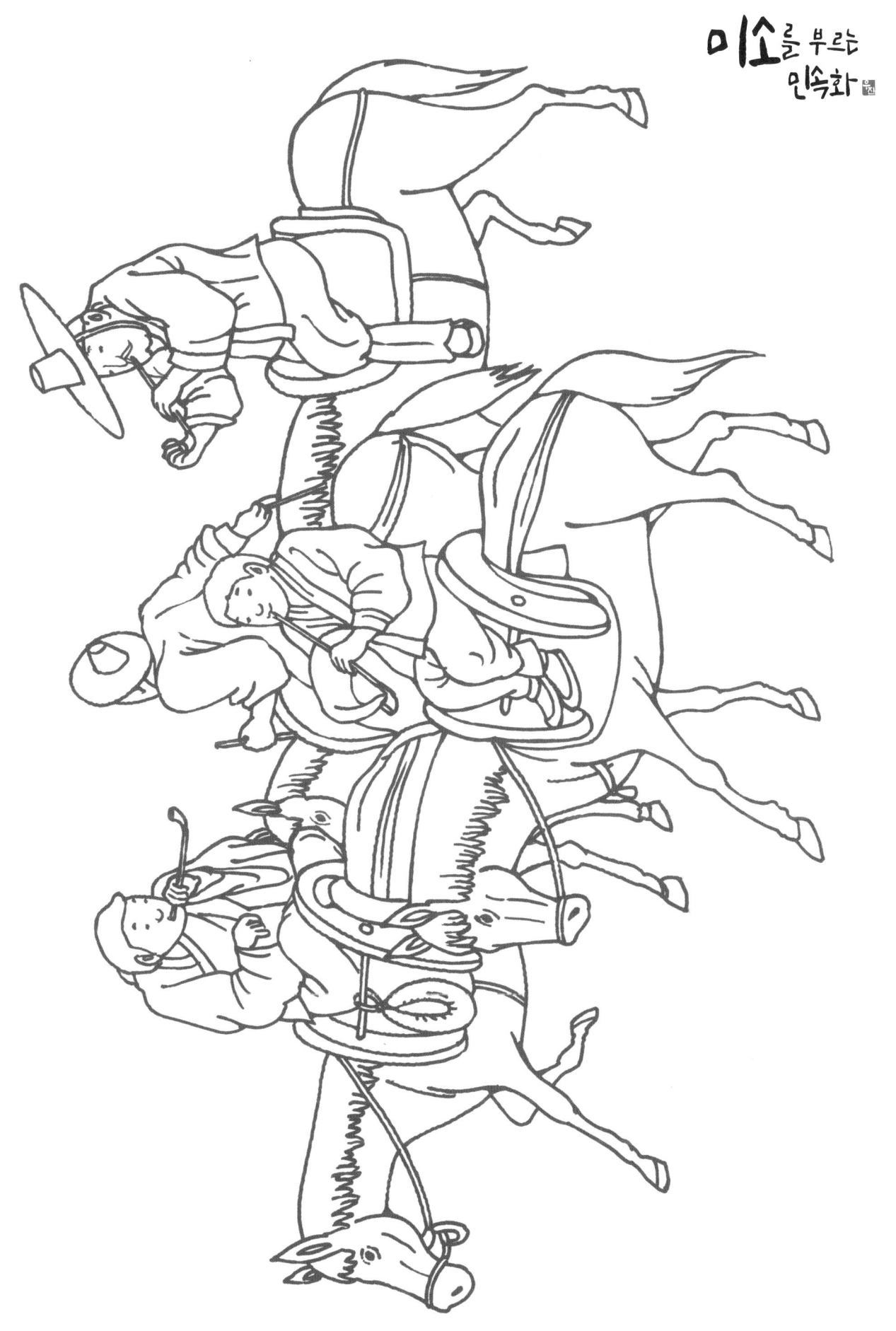

민속화를 주제로한 미소를 부르는 컬러링북

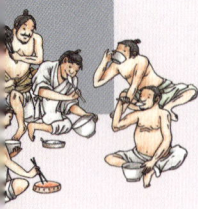

# 상춘야흥(賞春野興)

화창한 어느 봄날 야외에서 기생과 함께 악기 연주를 들으며 풍류를 즐기는 선비(양반)들의 유유자적한 모습을 그린 신윤복의 풍속화입니다. 악공들과 기생을 동원하여 한가롭게 봄날을 즐기려면 상당한 신분 계층이라고 짐작되는데 일반 백성들의 힘든 삶과 비교되는 관리들과 선비들의 위선을 적나라하게 꼬집는 신윤복 특유의 시선을 느낄 수 있는 풍속화입니다. 원화에는 가야금을 연주하는 악공들의 모습과 시중 드는 사람의 모습이 그려져 있으나 컬러링 작업을 위해 일부만 발췌하였습니다.

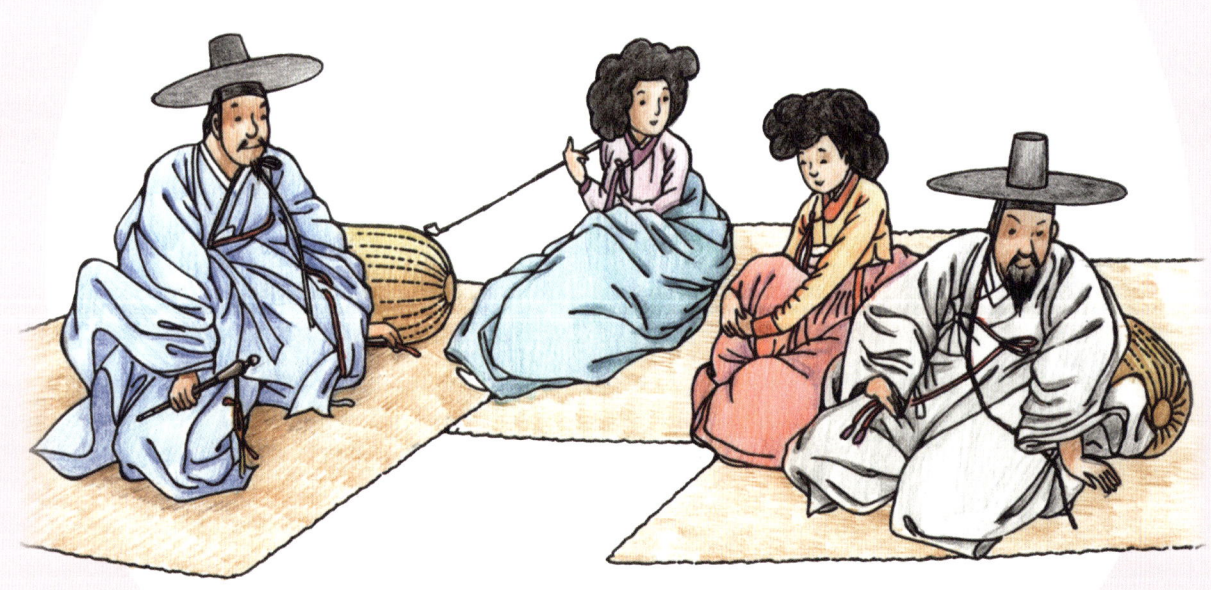

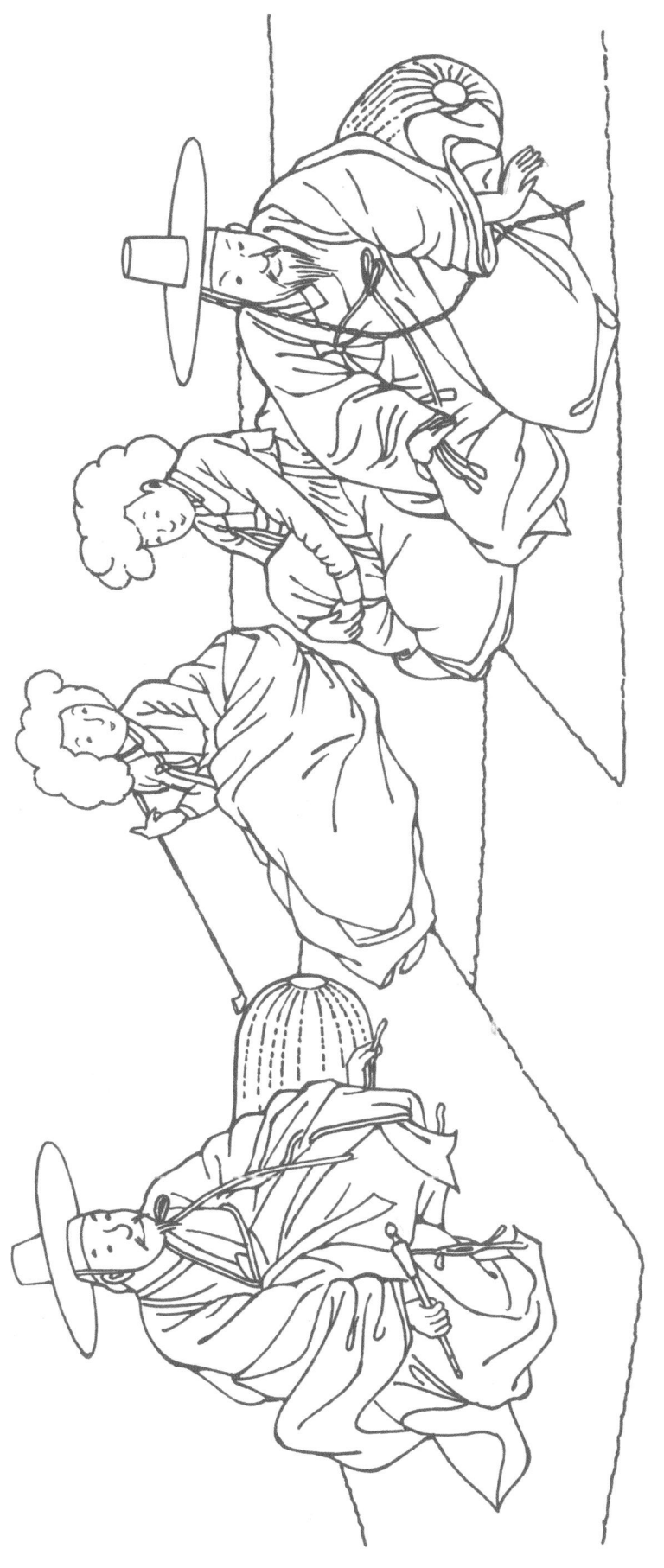

민속화를 주제로 한 미소를 부르는 컬러링북

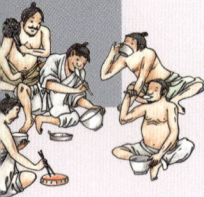

# 무동(舞童)

춤추는 아이를 소재로 한 김홍도의 풍속화입니다. 장구와 북을 치는 사람과 피리와 대금 등을 연주하는 악공들과 함께 연주에 맞춰 춤을 추는 아이의 두 발의 움직임을 생동감 있게 표현한 김홍도의 천재성을 엿볼 수 있는 대표적인 풍속화의 하나입니다.

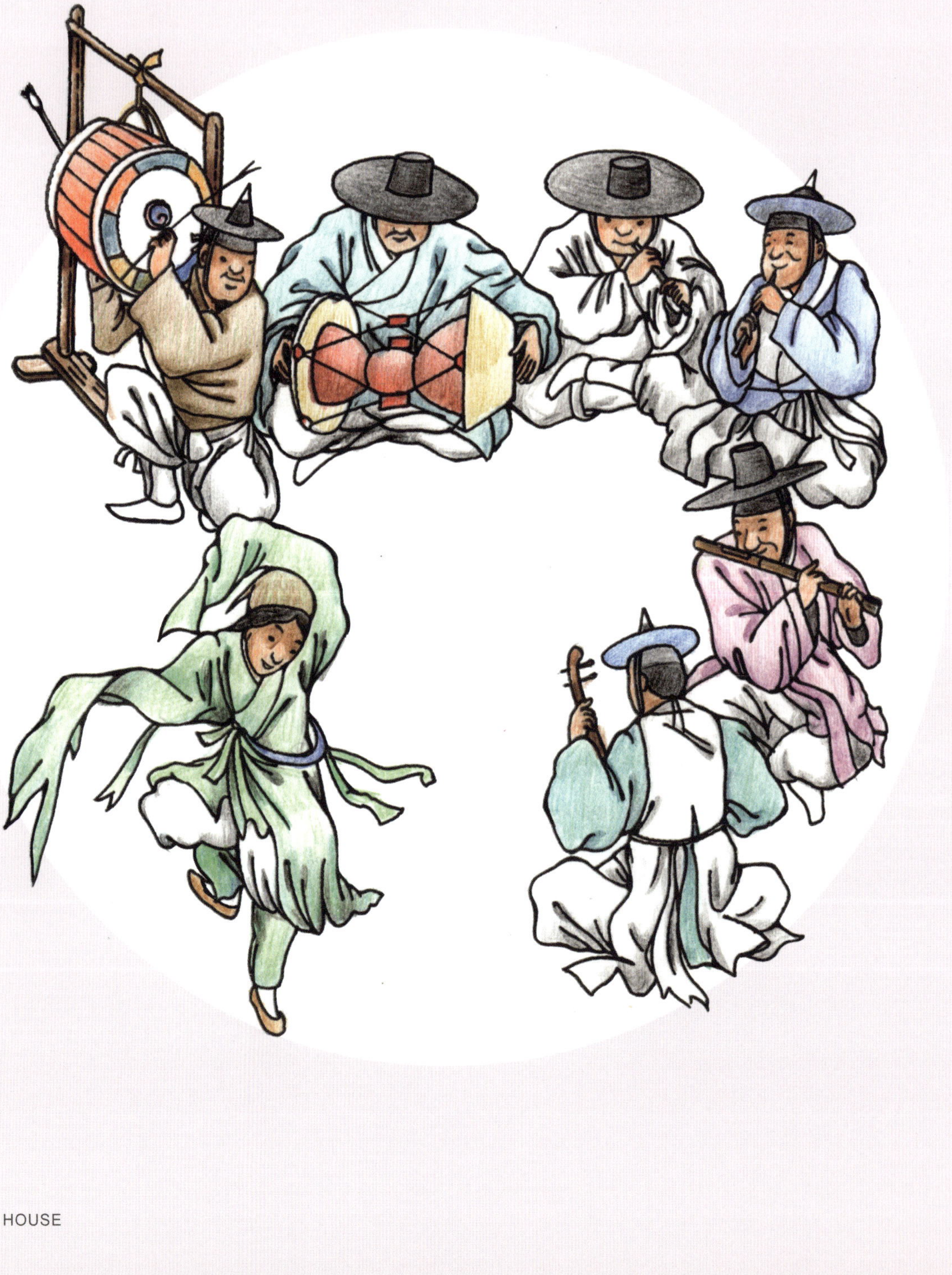

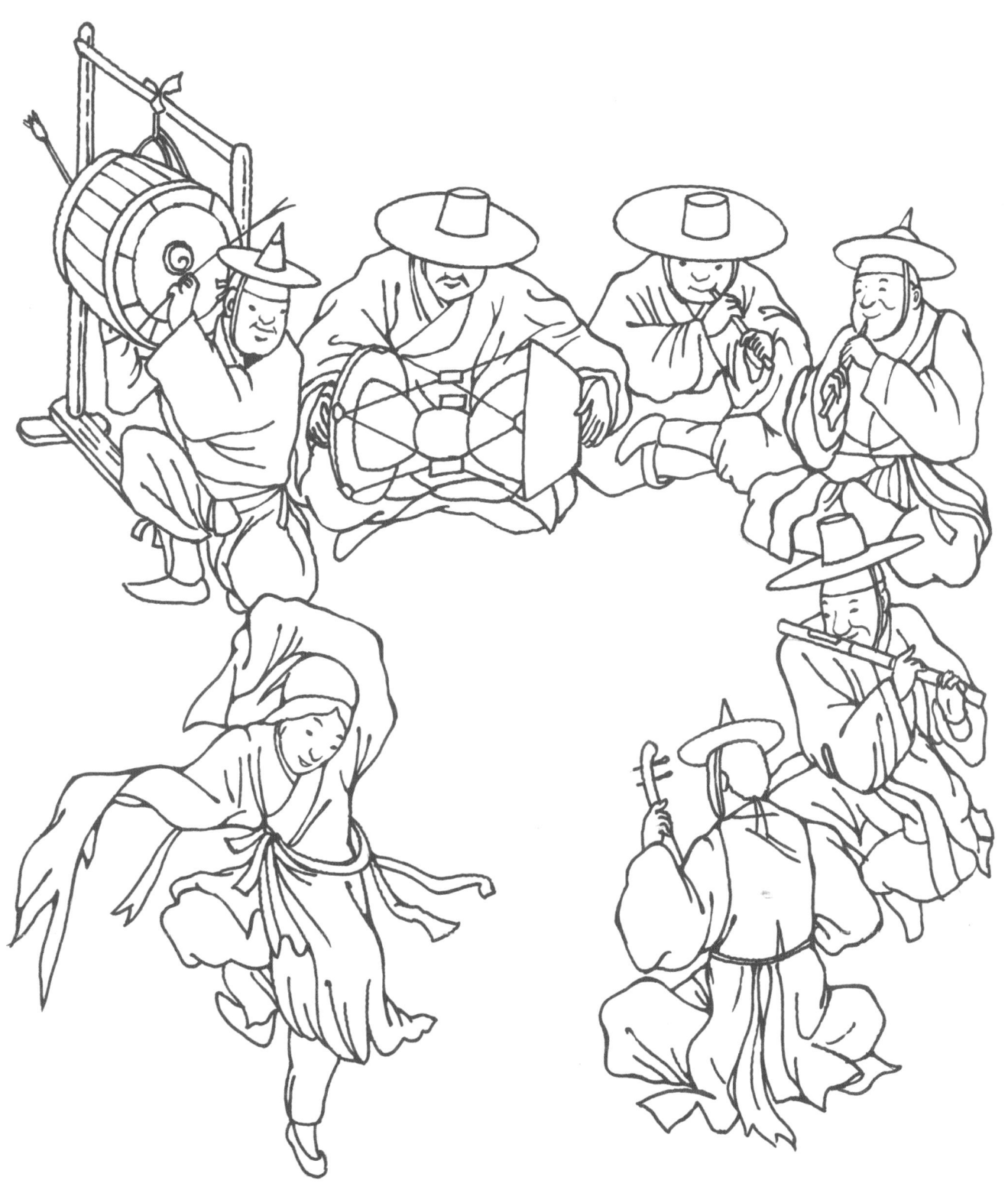

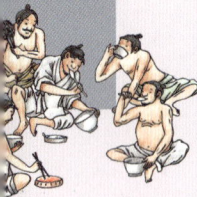

## 자리짜기

사방관을 쓰고 자리를 짜는 어느 양반 가정의 모습을 표현한 김홍도의 풍속화입니다. 조선 시대가 후기로 가면서 사회적 변화로 인해 많은 토지와 노비를 가진 양반 계층의 몰락을 상징하는 그림으로 자리를 짜고 팔아야 삶을 영위할 수밖에 없는 양반, 그것도 양반 자신과 부인이 직접 일을 해야만 하는 당시의 사회적 변화를 상징하는 풍속화입니다.

원화에는 글을 공부하는 어린 아들의 모습도 함께 그려져 있는 것으로 보아 그나마 남은 양반의 자존심을 느낄 수 있는 풍속화입니다.

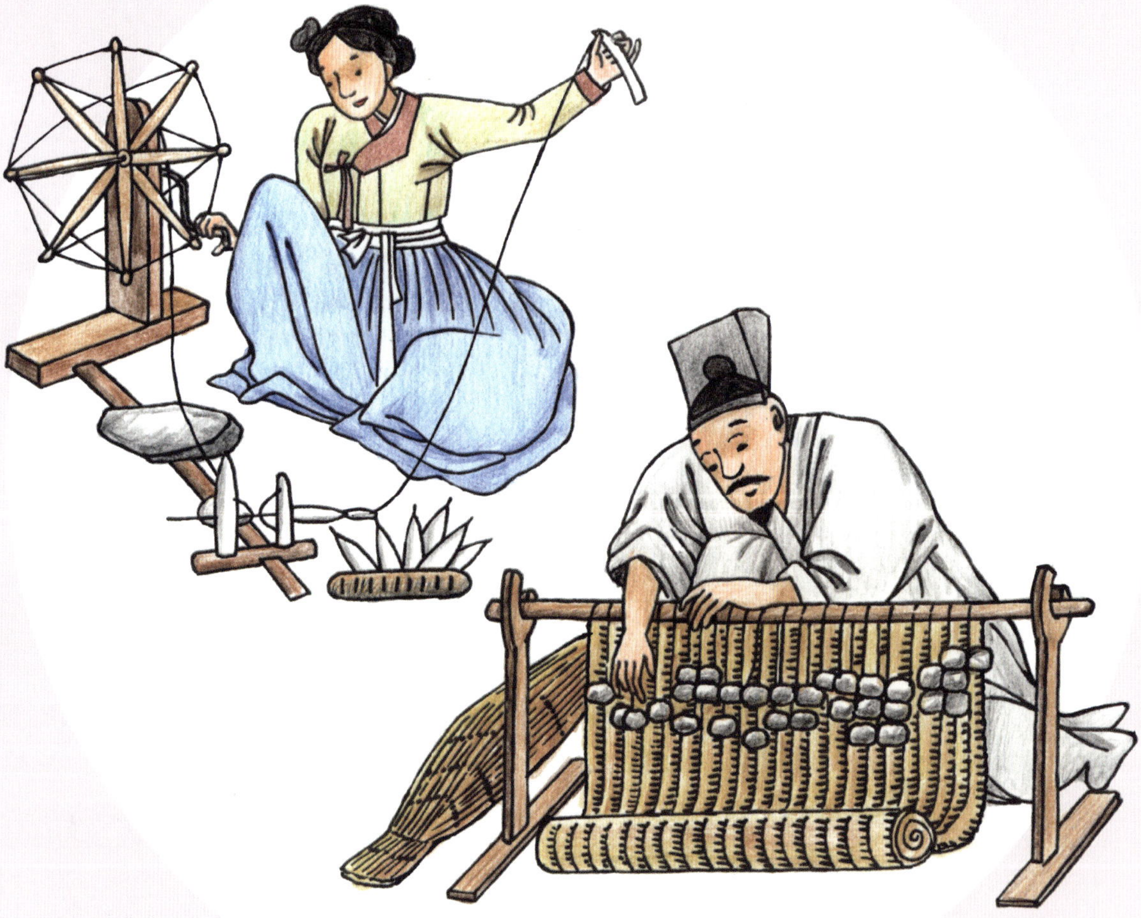

미소를 부르는
민속화

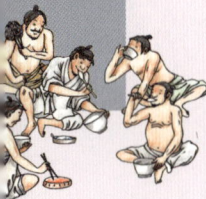

## 단오풍정(端午風情)

신윤복의 대표적인 풍속화로 창포에 머리를 감고 그네를 타는 여인의 모습으로 유명한 그림으로 이것은 악귀를 쫓고 액땜을 하기 위한 당시 단오 풍습을 잘 보여주고 있습니다. 원화에는 개울에서 목욕하는 여인들과 이를 바위 뒤에 숨어 훔쳐보는 젊은 스님들의 모습이 적나라하게 그려져 있는 신윤복 특유의 감성이 표현된 파격적인 풍속화라 하겠습니다.

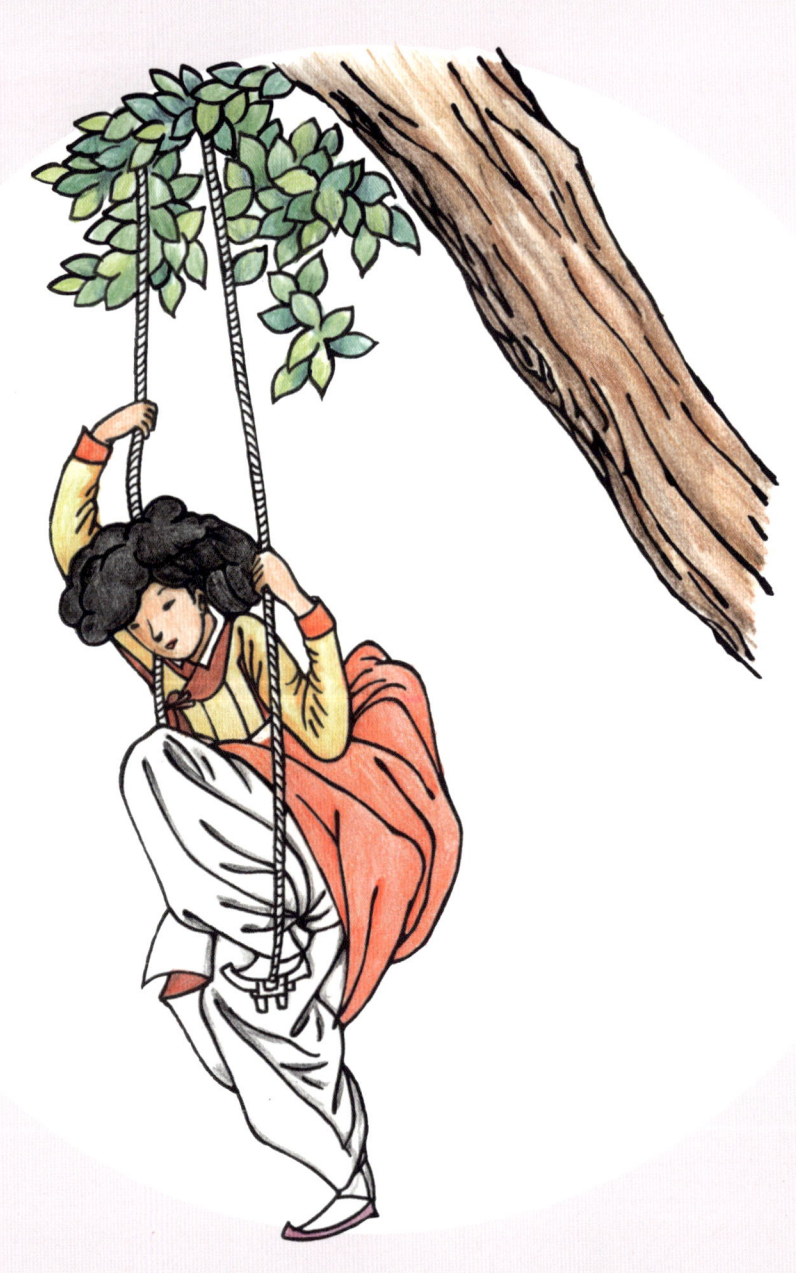

미소를 부르는
민속화

민속화를 주제로한 미소를 부르는 컬러링북

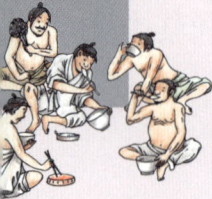

# 저잣길

얹은 머리(가체)를 한 여인이 큰 함지박에 생선을 담아 머리에 이고 채소를 넣은 망태기를 옆구리에 낀 채 마주한 노파와 이야기를 나누는 시장길의 전형적인 모습을 보여주는 신윤복의 풍속화입니다. 당시 얹은 머리는 값이 비싸 웬만한 여염집에서는 꿈도 꿀 수 없어 옷차림과 머리 스타일로 보아 이 여인은 장을 보고 돌아가는 기생이 아닐까 짐작되는 풍속화입니다.

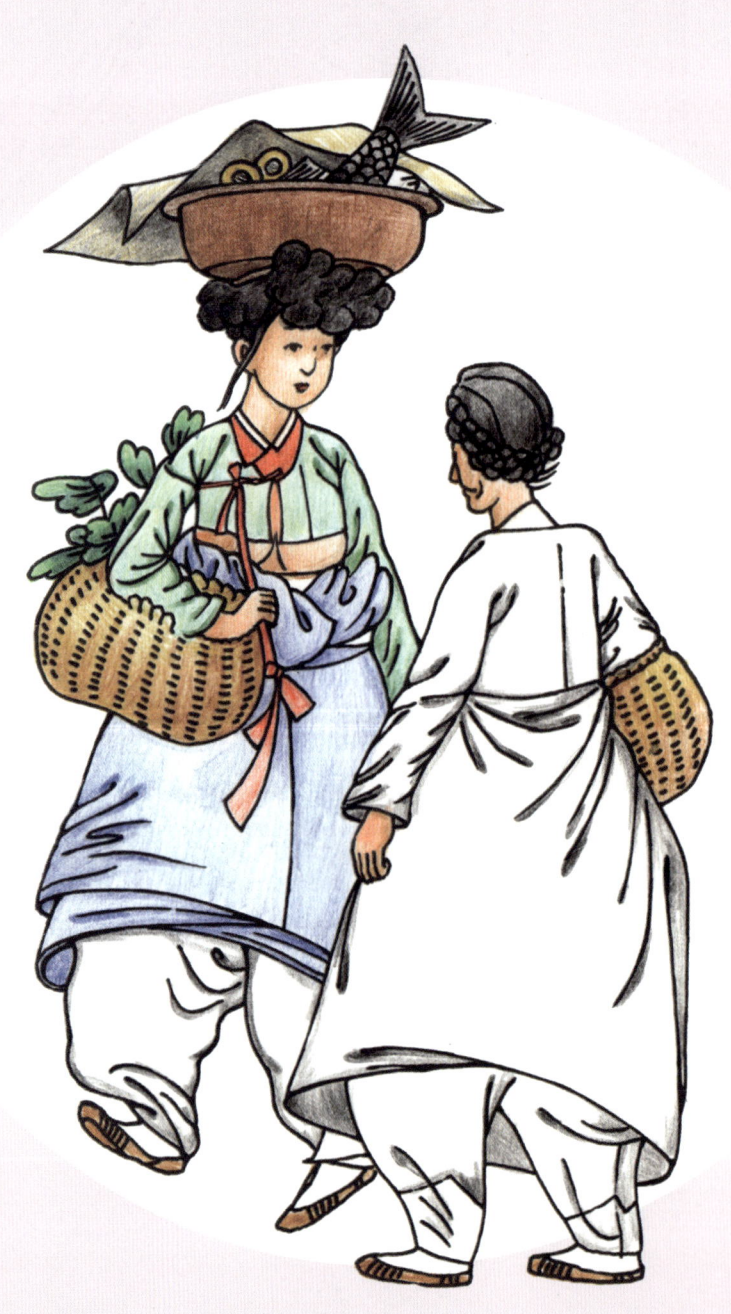

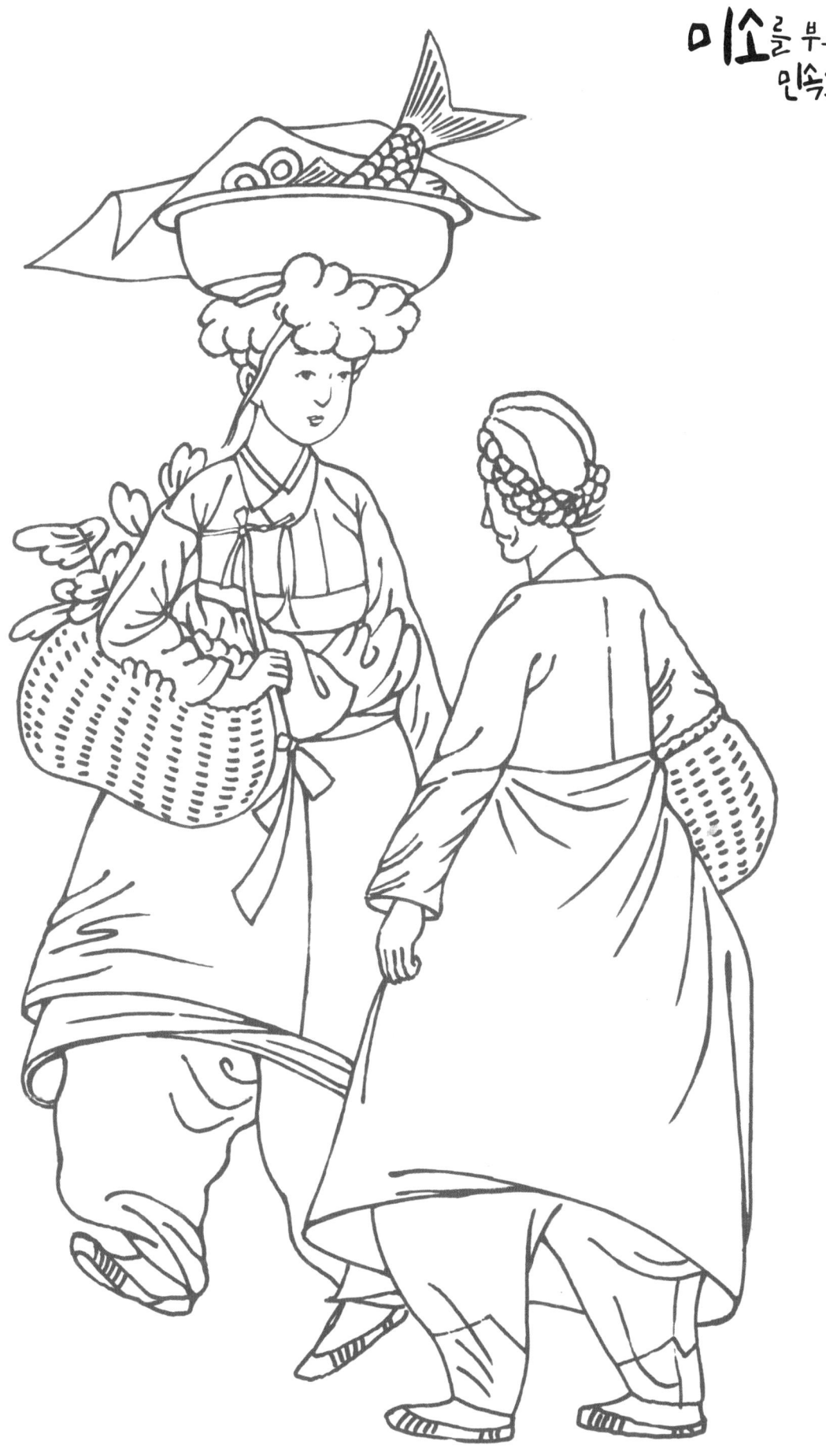

민속화를 주제로한 미소를 부르는 컬러링북

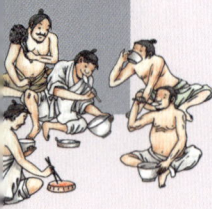

# 쌍검대무(雙劒對舞)

3현 6각(향피리 2, 대금, 해금, 장구, 북으로 국악의 편성 법) 연주에 맞춰 두 명의 기생이 칼춤을 추는 신윤복의 풍속화입니다. 당시 신분이 높은 양반들이 악사와 기생을 불러 연회를 열고 즐기는 분위기가 잘 표현된 그림입니다. 원화에는 칼춤을 추는 두 명의 기생을 둘러싸고 악기를 연주하는 악사들과 이를 즐겨보는 양반들의 모습이 함께 그려져 있는 풍속화입니다.

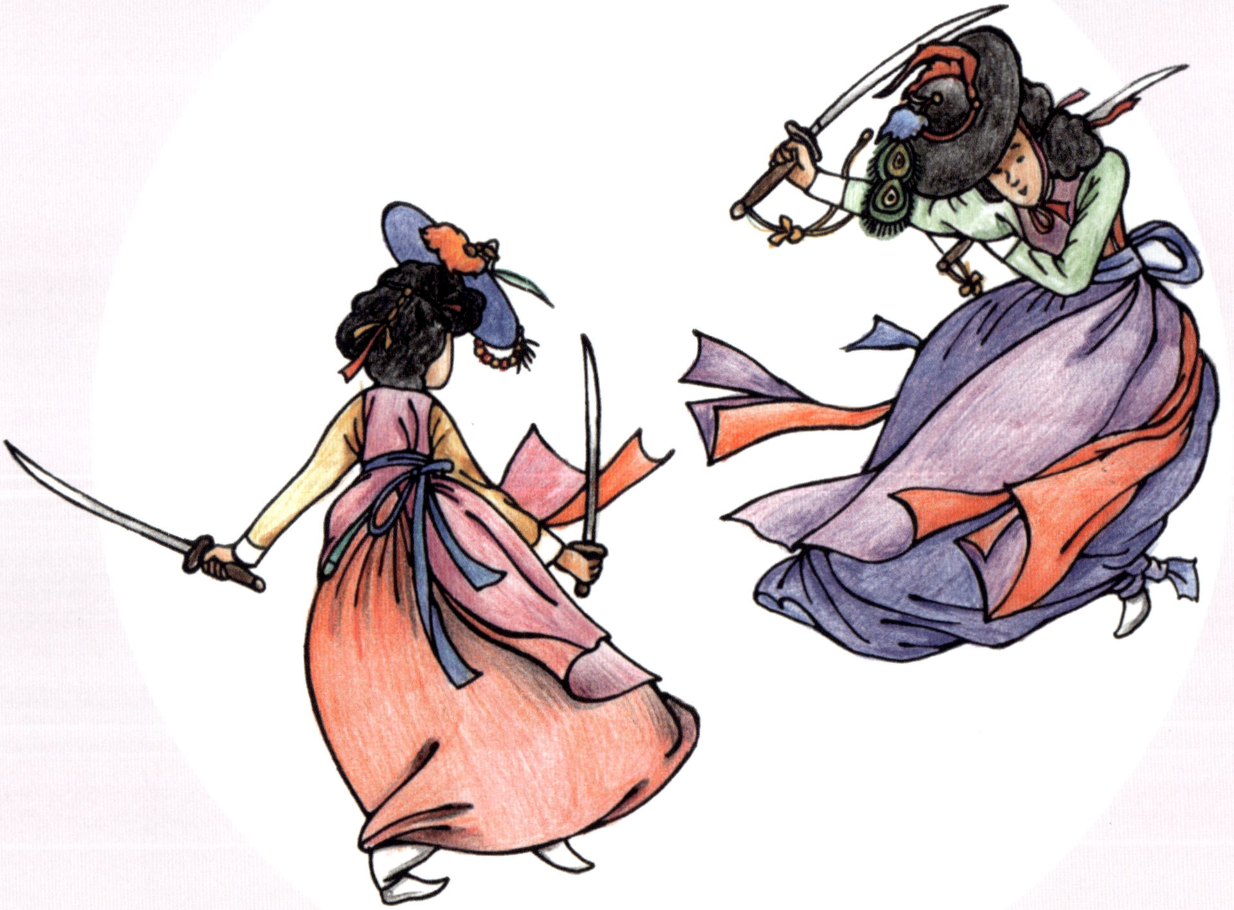

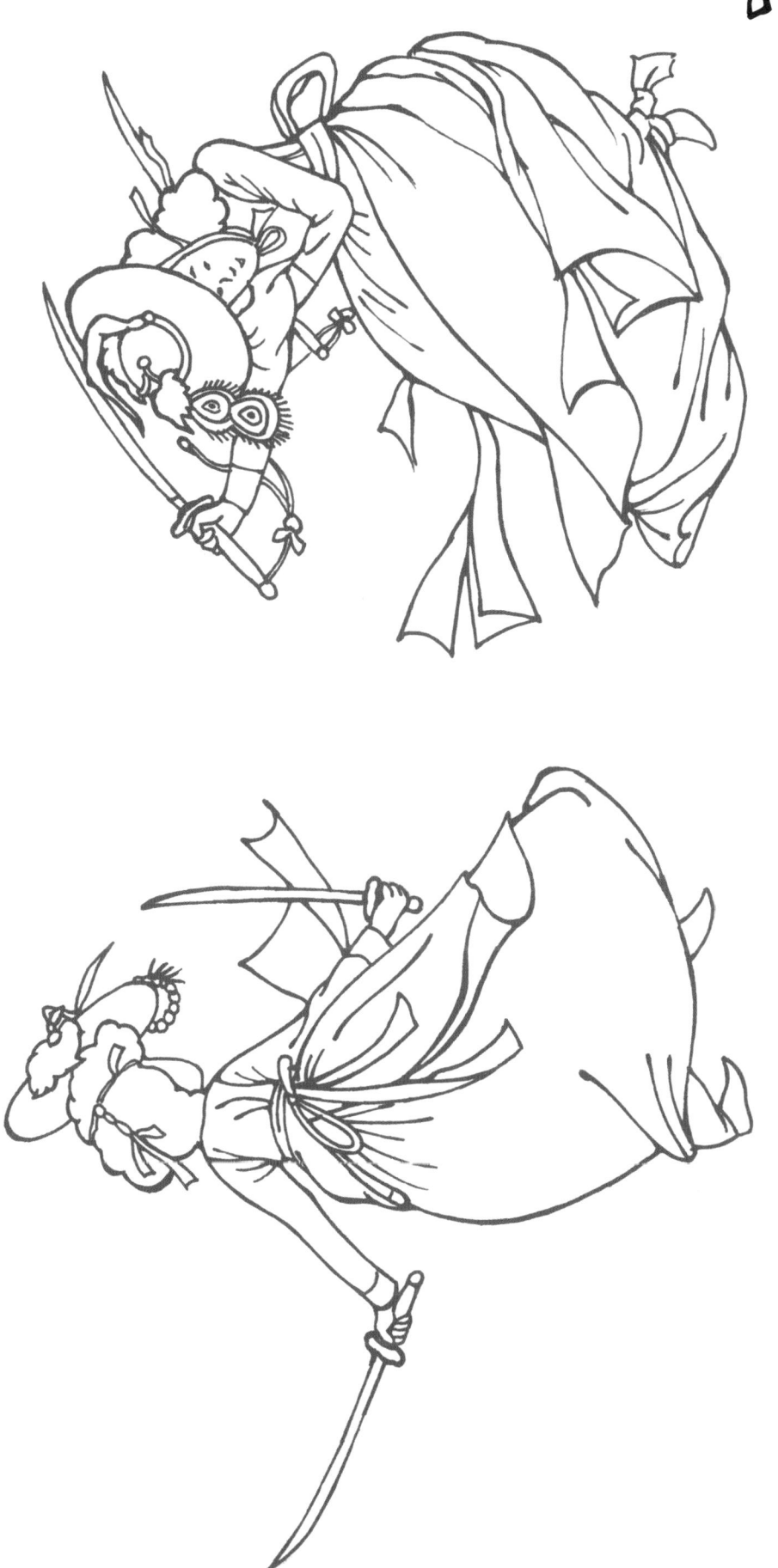

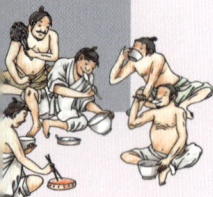

민속화를 주제로한 미소를 부르는 컬러링북

# 이승영기(尼僧迎技)

조선 후기 대표적인 풍속 화가인 신윤복의 그림입니다. 원화에는 버드나무 가지가 새순을 틔우는 어느 봄날 절을 찾아온 기생과 여승의 영접을 받는 기생 일행의 모습을 그린 것으로 기생을 맞이하는 여승과 기생 사이의 동성애를 표현하였다는 라는 뒷말이 풍성했다는 풍속화입니다.

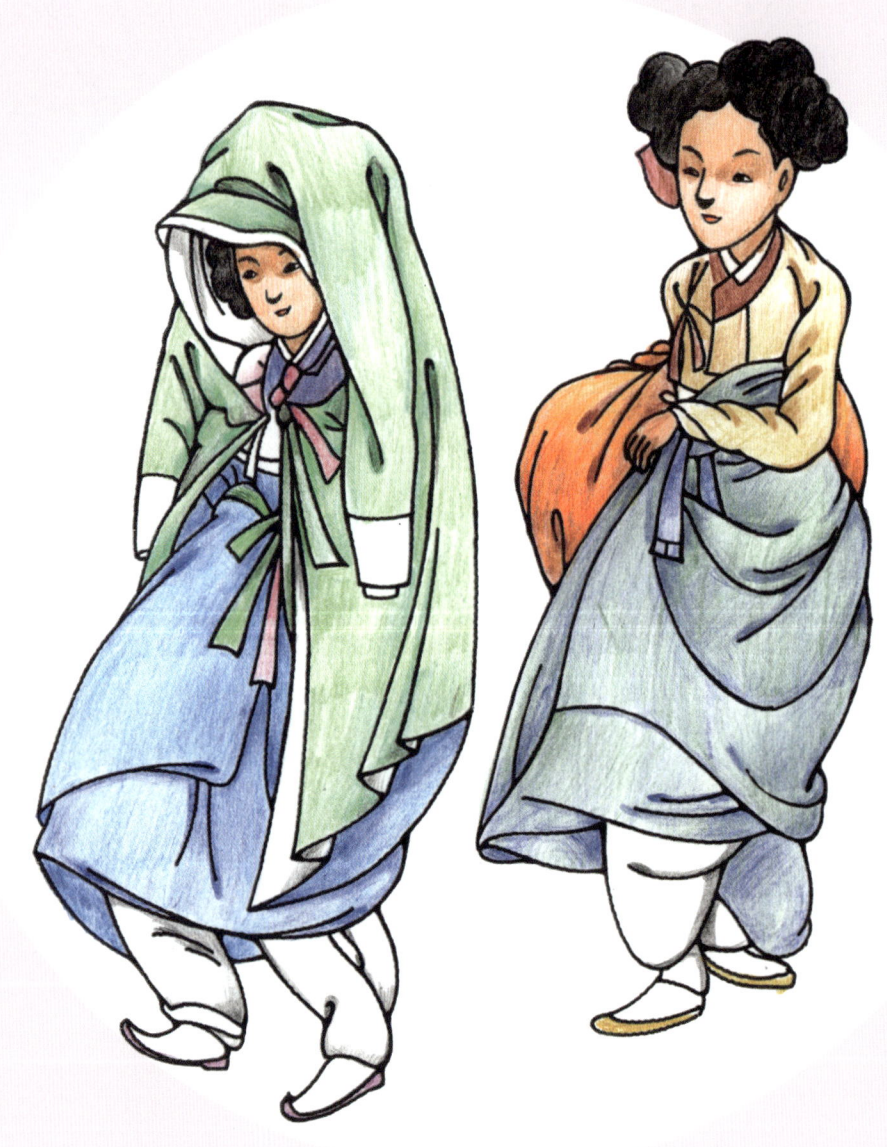

미소를 부르는
민속화

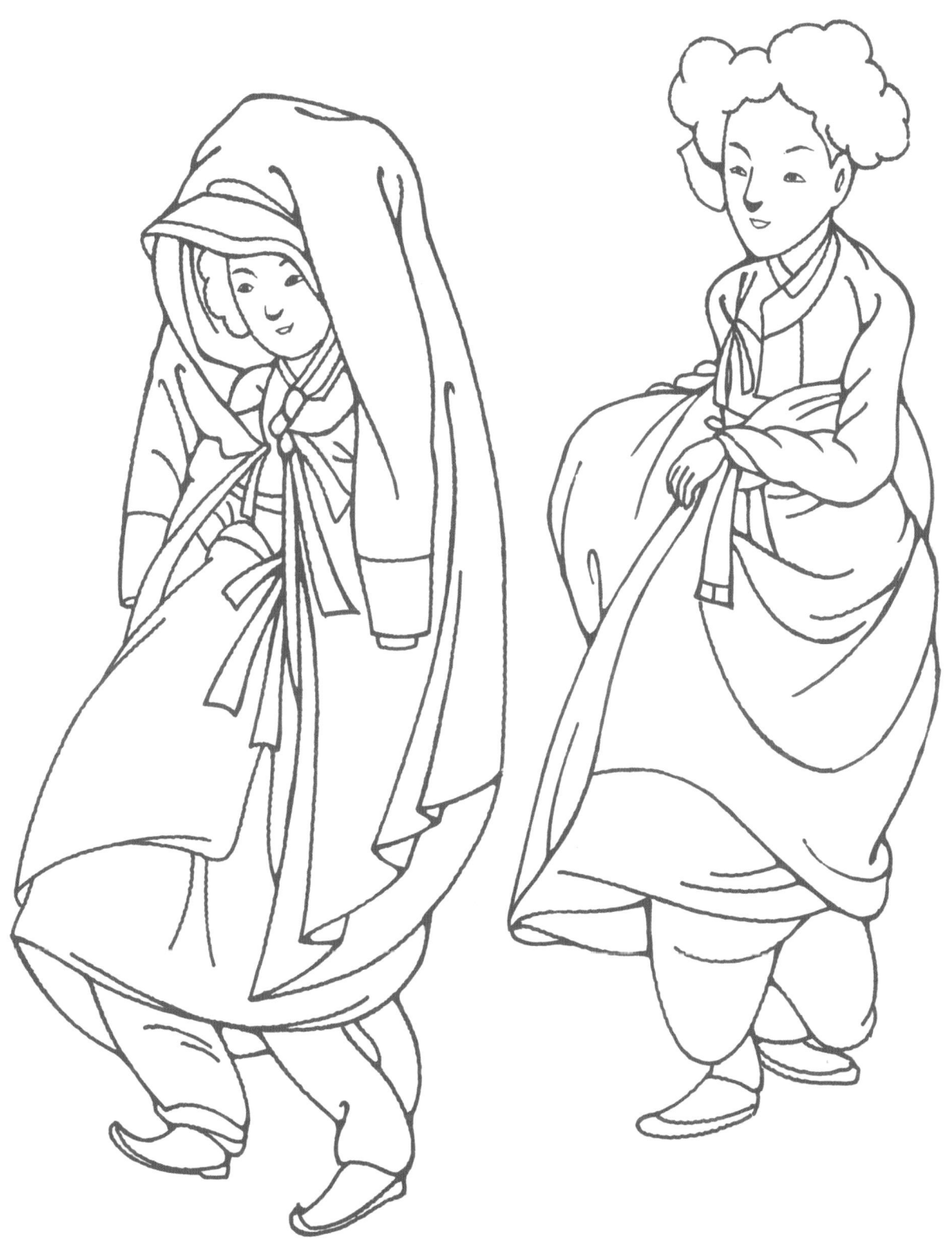

민속화를 주제로한 미소를 부르는 컬러링북

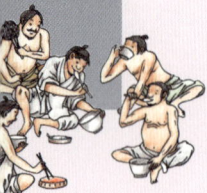

# 전모(氈帽)를 쓴 여인

전모(氈帽)는 원래 조선 시대 때 여인들의 외출용 모자로 우산처럼 테두리에 살을 대고 종이를 바른 후 기름을 입혀 만들어 사용하였으며 궁중에서 의녀나 기행내인(騎行內人) 들이 사용한 모자입니다. 조선 시대 후기로 들어오며 전모에 박쥐, 나비 등의 그림과 함께 태극문양, 부(富), 귀(貴), 수(壽), 복(福) 등의 문자로 장식하여 일반 부녀자보다는 멋스러움을 추구하는 기생들이 즐겨 사용하였다고 합니다. 한껏 멋을 내고 외출하는 기생의 모습을 표현한 신윤복의 풍속화입니다.

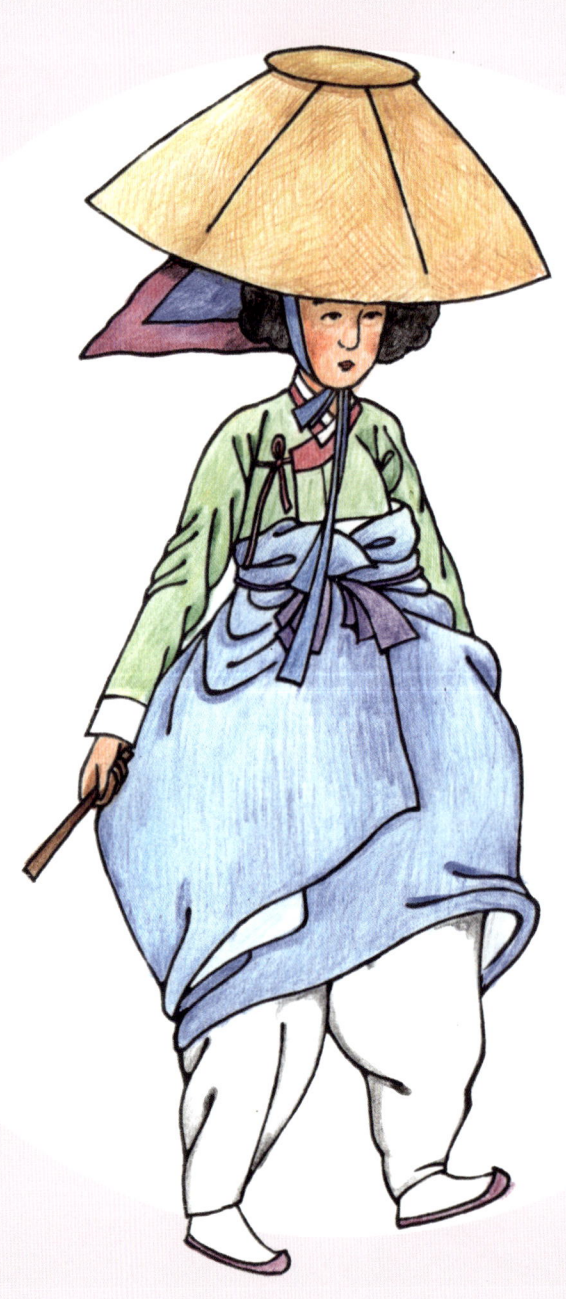

미소를 부르는
민속화

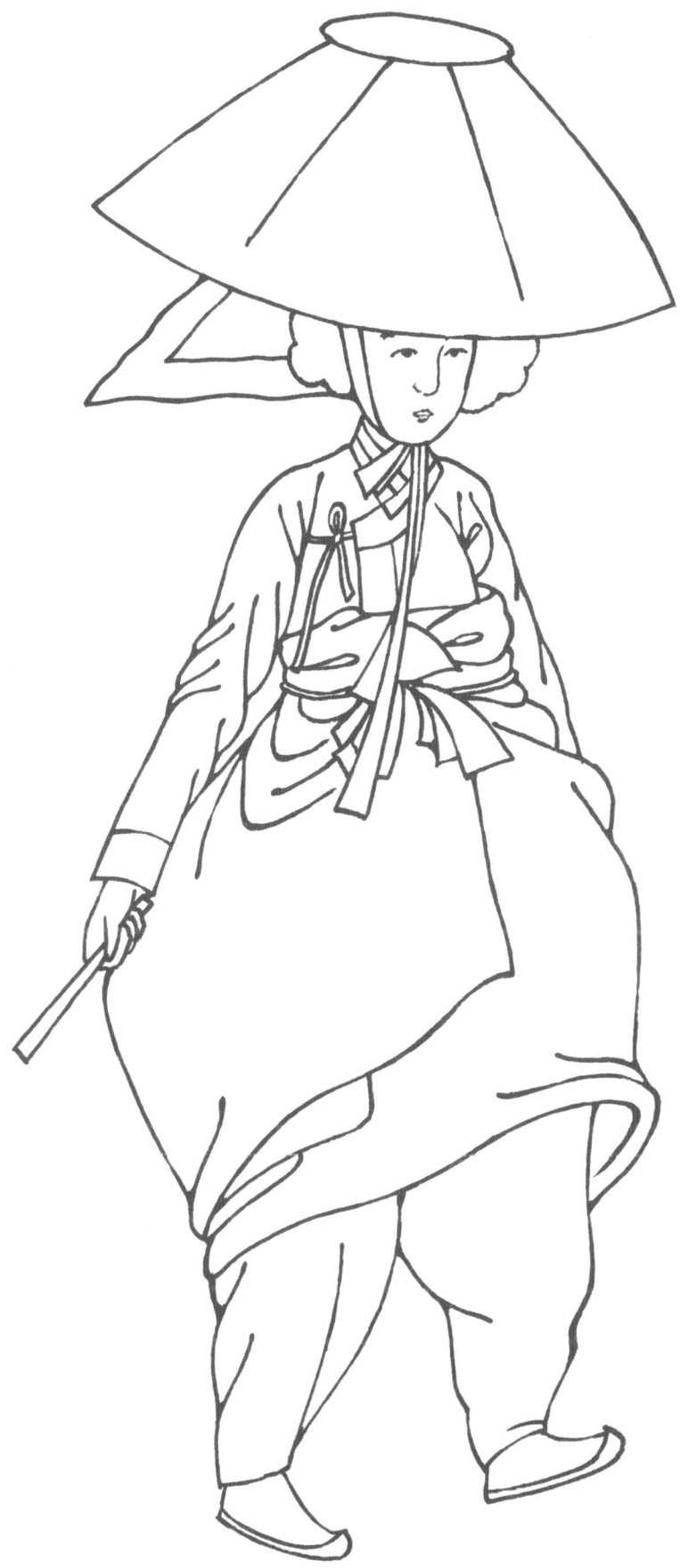

민속화를 주제로한 **미소**를 부르는 컬러링북

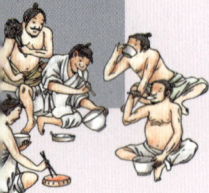

# 베짜기(길쌈)

베틀에 앉아 베를 짜는 여인과 칭얼대는 어린아이를 업고 이 모습을 지켜보고 있는 할머니와 그 옆에서 엄마의 일을 응원하는 아이의 모습을 통해 서민의 일상을 사실적으로 잘 담은 김홍도의 필치가 느껴지는 대표적인 풍속화의 하나입니다.

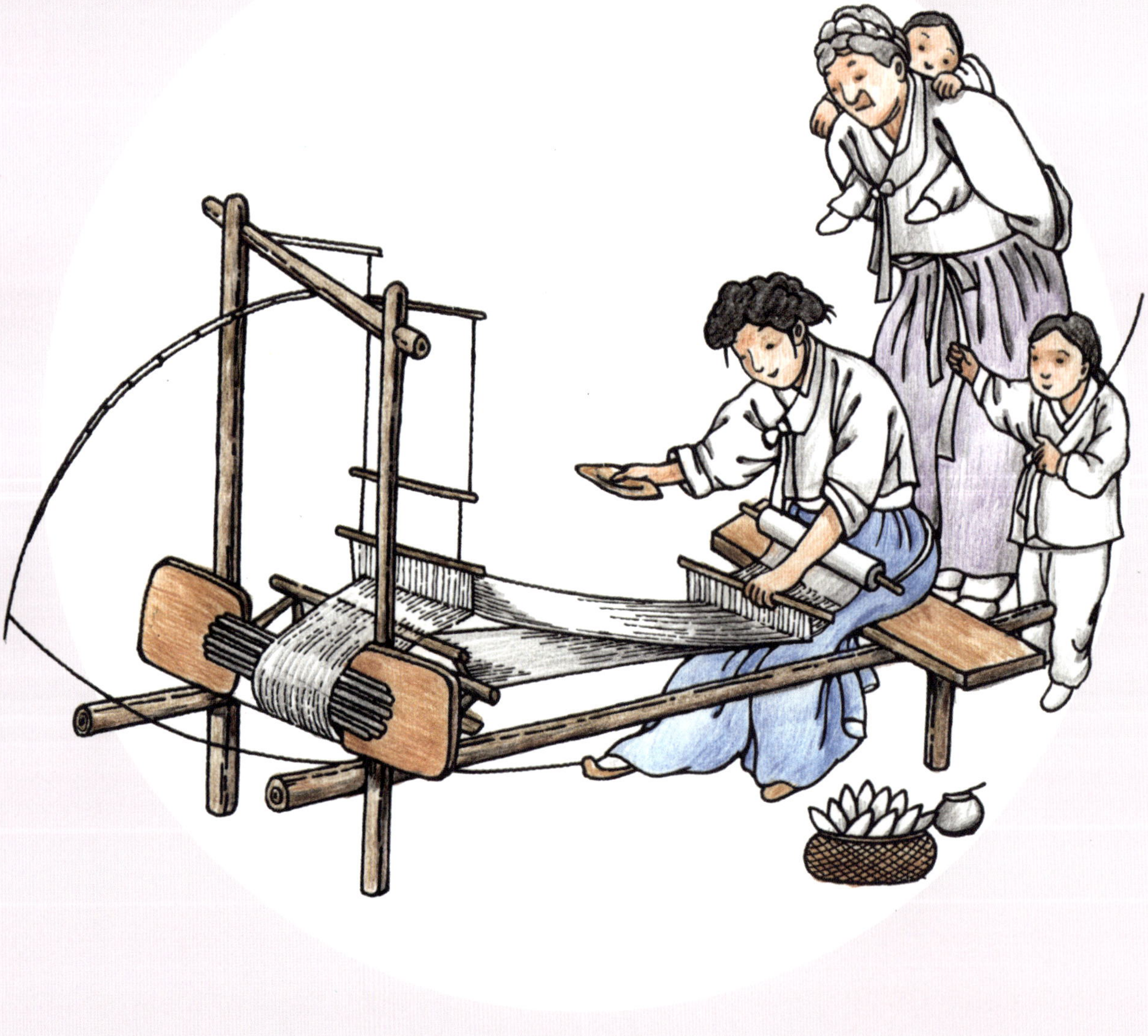

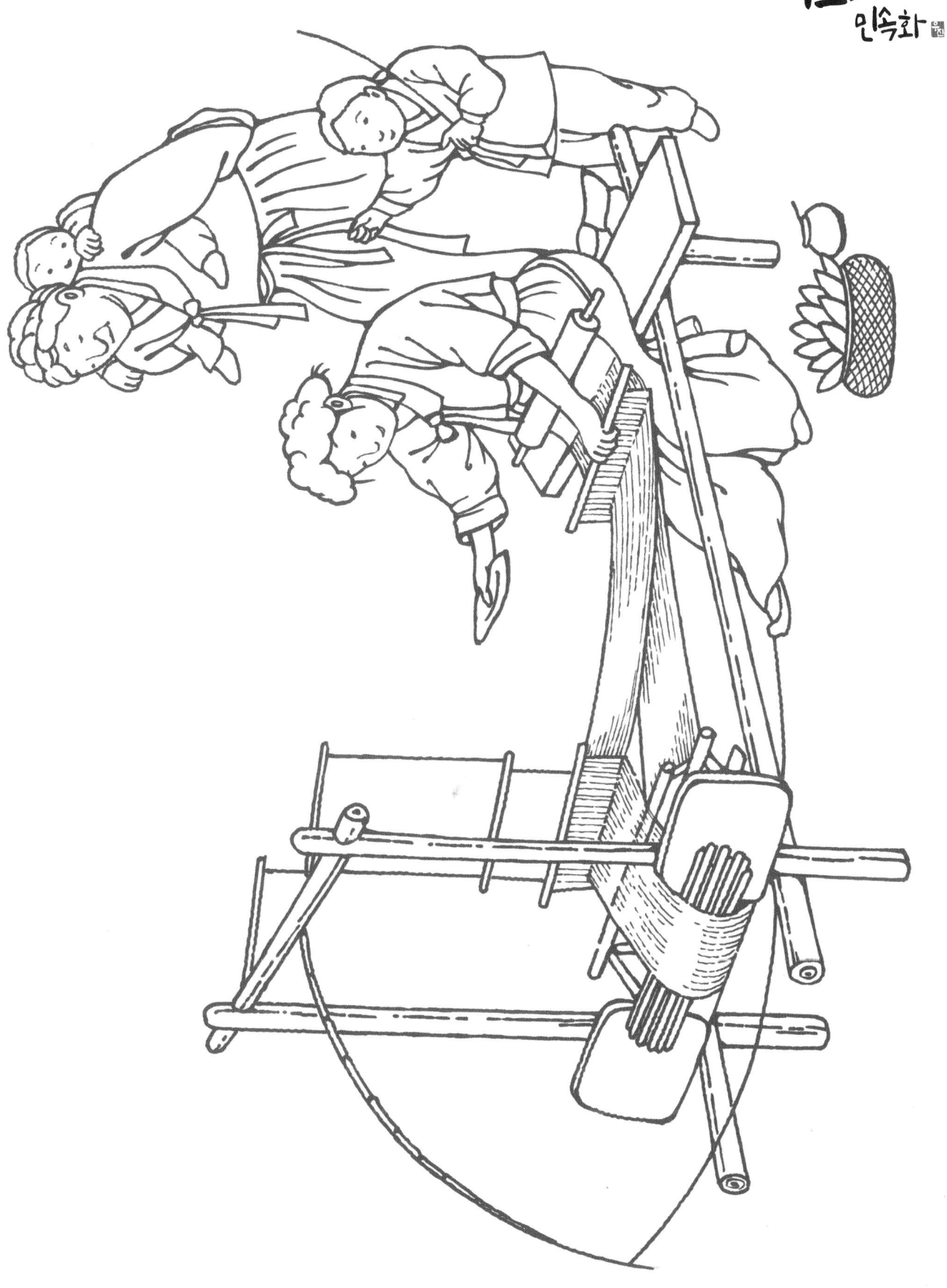

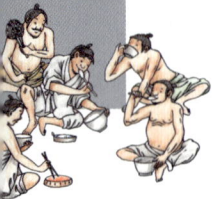

## 미인도(美人圖)

얹은 머리(가체)를 하고 회장저고리에 풍성한 치마, 자주색의 회장 머리띠, 주홍색의 허리 끈과 분홍색 노리개로 장식한 여인의 전신상을 그린 유일한 조선 시대 후기 여인의 인물화로 마치 초상화를 연상시키는 신윤복의 대표적인 풍속화입니다. 컬러링은 그간 색칠 작업을 통해 경험한 미적 감각으로 완성 시켜 보세요.

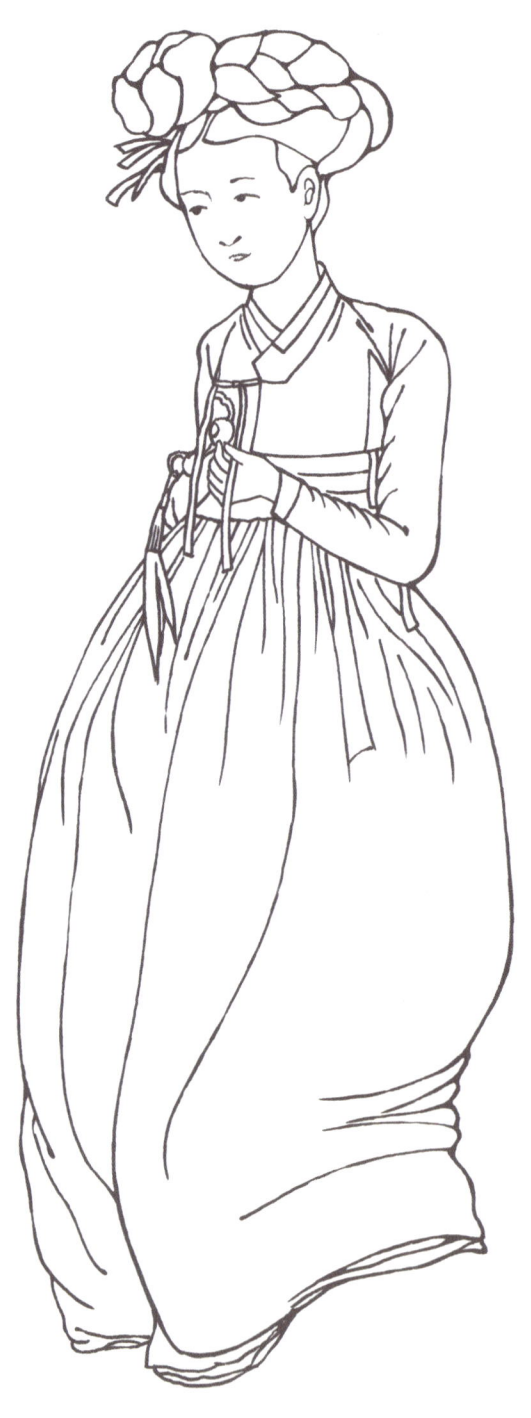